神奇的醋食谱

SHENQI DE CUSHIPU

甘智荣　编著

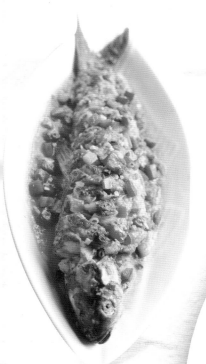

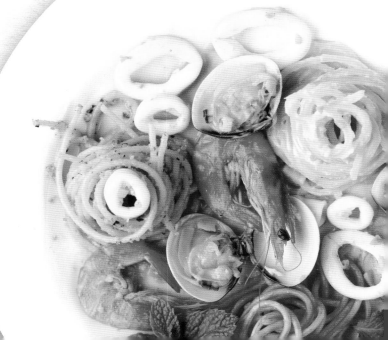

山西出版传媒集团
山西科学技术出版社

图书在版编目（CIP）数据

神奇的醋食谱/甘智荣编著. --太原:山西科学
技术出版社，2016.7
　ISBN 978-7-5377-5341-8

　Ⅰ.①神⋯　Ⅱ.①甘⋯　Ⅲ.①食用醋－食物疗法
Ⅳ.①R247.1

中国版本图书馆CIP数据核字(2016)第110986号

神奇的醋食谱

出　版　人：	张金柱	
编　　　著：	甘智荣	
策　　　划：	深圳市金版文化发展股份有限公司	
责 任 编 辑：	阎文凯	
助 理 编 辑：	刘　菲	
责 任 发 行：	阎文凯	
版 式 设 计：	深圳市金版文化发展股份有限公司	
封 面 设 计：	深圳市金版文化发展股份有限公司	

出 版 发 行：山西出版传媒集团•山西科学技术出版社
　　　　　　　地址：太原市建设南路21号　邮编：030012
编辑部电话：0351-4922134　0351-4922145
发 行 电 话：0351-4922121
经　　　销：各地新华书店
印　　　刷：深圳市雅佳图印刷有限公司(0755-8244373)
网　　　址：www.sxkxjscbs.com
微　　　信：sxkjcbs

开　　　本：	720mm×1020mm　1/16　印张：14	
字　　　数：	240千字	
版　　　次：	2016年7月第1版　2016年7月第1次印刷	
印　　　数：	8000册	
书　　　号：	ISBN 978-7-5377-5341-8	
定　　　价：	36.00元	

本社常年法律顾问：王葆柯

如发现印、装质量问题，影响阅读，请与印刷厂联系调换。

　　醋，自古以来就是一种不可或缺的调味品。醋在中国菜的烹饪中有着相当重要的地位，常用于凉拌菜、熘菜等，西餐中也常用醋来调制沙拉酱汁或浸制酸菜，日本料理中则用醋来制作寿司饭。醋不仅能和众多食材搭配，做出开胃美味的下饭佳肴，而且营养丰富，它含有20多种氨基酸和16种有机酸，具有开胃消食、美容养颜、排毒瘦身等功效。

　　我国酿醋历史源远流长，早在春秋战国时期，就出现了专门的酿醋作坊。至南北朝时，食醋的产量已经很大，其中北魏名著《齐民要术》共收载了22种酿醋的方法。如今，全球掀起了一股饮醋的风潮，纽约、巴黎、伦敦、东京等城市纷纷奉行以醋作为保健饮品的流行时尚。然而，目前市场上销售的食醋以白醋、黑醋居多，真正纯天然酿造的果醋并不多见。为此，我们编写了《神奇的醋食谱》一书，向读者朋友介绍手工酿制果品醋、蔬菜醋、花草醋的具体步骤以及这些醋饮的食用方法，希望大家一起动手，尝试运用应季的新鲜食材自酿好醋。时间是最好的造物者，当我们揭开醋瓶，闻到的不再是单调的酸味，而是扑鼻而来的阵阵清香，小酌一杯，身心舒爽，齿颊留香。

　　此外，本书还为大家推荐了72款以醋入馔的健康食谱，涵盖蔬果、肉禽、水产、沙拉几大类别，凉拌、蒸煮、小炒、焖烧、煎烤等各式烹饪皆有涉及，无论是米醋、陈醋等传统的中式食醋，还是果醋、酒醋等西洋醋种，都能让味蕾欢快地舞动，带领读者朋友享受一场又一场味觉盛宴。

　　喝醋还是温和而没有副作用的抗病养生法，不少常见病都可以通过醋疗的方法缓解，甚至达到不药而愈的效果。本书特意为大家介绍了25种常见病的醋疗偏方，让读者朋友对症下"醋"，喝醋治病，强身健体。

　　醋有着我们说不尽的好处、道不完的魅力，现在就来翻开这本《神奇的醋食谱》，一起踏上愉快的寻味之旅吧！

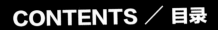

CONTENTS ／ 目录

Part 1
神奇的味之源：醋

Part 2
自酿好醋，
天然健康的自制醋饮

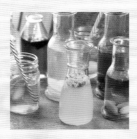

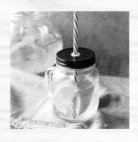

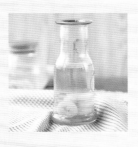

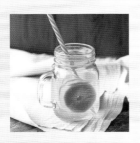

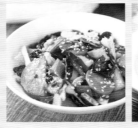
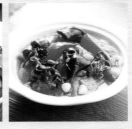

Part 3
以醋入馔，
"醋"动味蕾的下饭佳肴

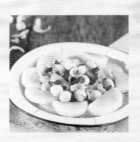
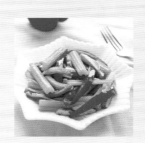
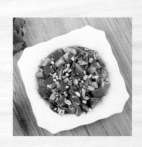

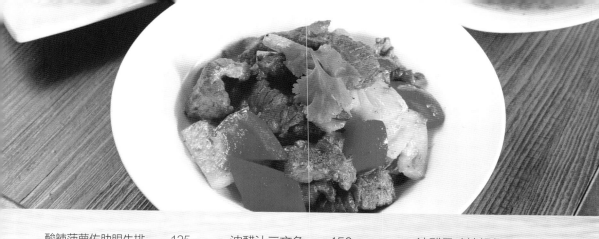

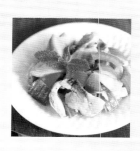

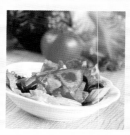

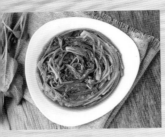
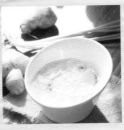

Part 4
对症下醋,
巧治百病的醋疗良方

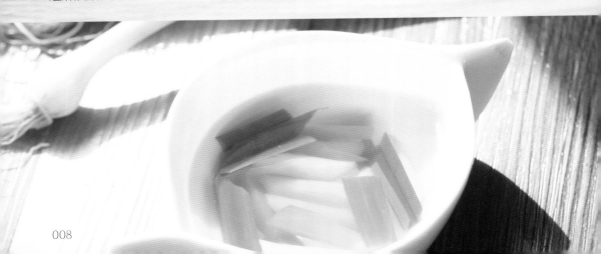

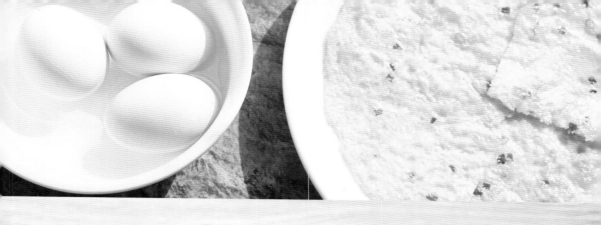

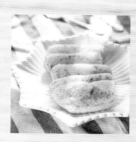

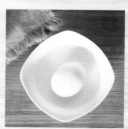

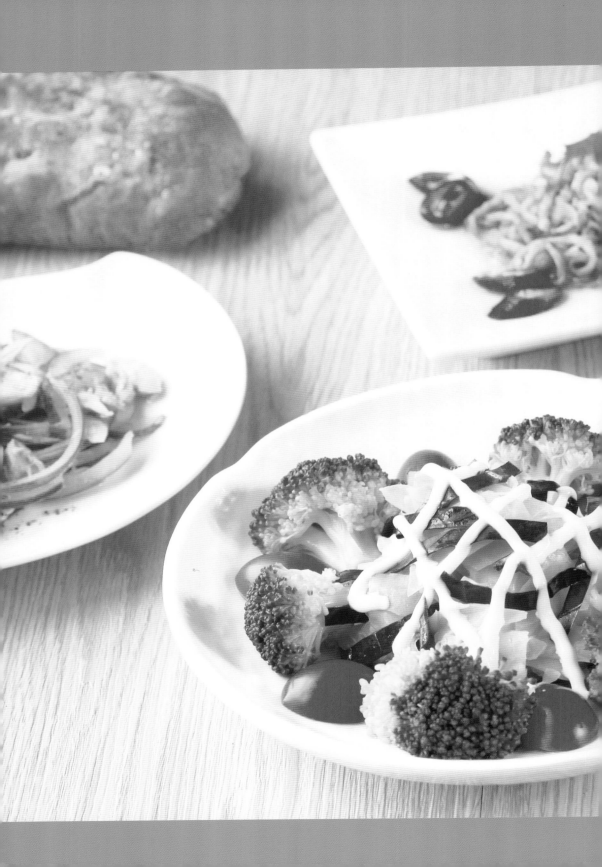

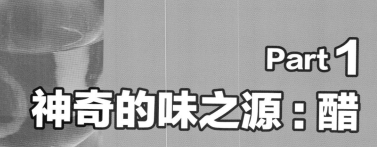

Part 1
神奇的味之源：醋

　　一说起醋，想必不少人的脑海中都只会浮现出一个字——酸。但是，对于醋的了解只停留在味道层面是不够的，醋的奥秘正等着你来发掘。本章不仅为你介绍醋的起源发展、营养价值与保健功效，向你说明以醋入馔的好处并列举出常用的食醋及其用法，还会告诉你有关食醋的注意事项。更多精彩内容请通过阅读本章内容来了解吧！

醋的起源发展与营养价值

醋的起源发展与山西老陈醋

传说故事

相传，醋是"酒圣"杜康的儿子杜杼发明的。一日，杜杼在帮助父亲酿好酒之后，一口气喝了好多米酒，便醉醺醺地回屋睡觉。睡梦中，杜杼听见一位老者对他说："杜杼，东边三口大缸里的酒糟已泡了二十一日，到今日下午酉时就能造出调味琼浆。"杜杼醒后跑到三口大缸前一望，糟水渗出，飘出阵阵香气，他便舀出一点来喝，没想到糟水香甜中带点酸味，喝下舒服极了！杜杼把事情的经过告诉了父亲，杜康便根据儿子梦中的那位老者所说的"二十一日，酉时"，将这种香喷喷、酸溜溜、甜滋滋的"糟水"取名为"醋"。从此，就有"杜康造酒，儿造醋"这样的说法流传下来。

史料记载

醋至少有三千年以上的历史，我国古籍中就有不少与醋相关的文字记载，比如，古籍中记载的"醯""酢""米醋"和"苦酒"等文字就是食醋在我国古代的名称。

公元前1058年，周公所著的《周礼》中就有"醯人掌五齐、七菹"的记载，"醯"是指醋和其他各种酸味品，"七菹"即为韭、菁、茆、葵、芹、菭、笋七种醋的腌制品。周朝设有专门负责酿制醋的官吏，也就是"醯人"，可见王室对制醋业的重视。值得一提的是，由于山西人好吃醋、善酿醋，而"醯"和山西的"西"字同音，所以山西人也被称为"老醯儿"、"山西老醯儿"。

春秋战国时期，我国已有专门的酿醋作坊出现。到了汉代，醋开始普遍生产。南北朝时期，我国食醋的产量和销量都颇为可观，这也推动了酿醋技术的发展。北魏时期，贾思勰所著的《齐民要术》系统地介绍了我国古代劳动人民制醋的经验技术和成就，是我国现存史料中对粮食酿造醋的最早记载，书中共收载了22种制醋方法，有些制醋方法沿用至今，并流传到日本及东南亚等国家。由此可见，我国制醋业历史悠久，早在数千年前就开始用谷物酿醋并达到相当高的水平。

醋在唐代开始被普遍使用，那时还出现了以醋作为主要调味的名菜，如葱醋鸡、醋芹等。南宋的吴自牧所著的《梦粱录》中提到："盖人家每日不可阙者，柴米油盐酱醋茶。"这说明醋已成为人们日常生活中的开门七件事之一了。由于采用的原料不同，再加上酿造工艺的进步，元明清时期醋的品种日益增多、风味各异，明朝李时珍的《本草纲目》就曾列举出数种醋并说明醋的用法。

醋的营养价值

你知道吗？醋虽然尝起来是酸的，但它却是一种碱性食物，这是因为食物的酸碱性取决于它经过人体代谢后的产物的酸碱性，而非品尝。一般来说，肉类、鱼类、蛋类和谷类都属于酸性食物，因此，在日常饮食中加入食醋有利于维持人体内环境的酸碱平衡。

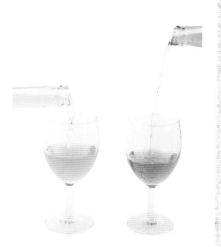

醋是我们生活中常用的调味料，它含有哪些营养成分呢？醋酸是醋的主要成分，除此之外，醋还含有各种氨基酸、有机酸、维生素等对人体有益的营养成分。下表列出每 100 克醋中所含有的营养成分，这能让你对醋的营养成分一目了然。

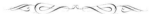

醋的营养成分表（均值）			
热量	129.6 千焦	碳水化合物	4.9 克
蛋白质	2.1 克	脂肪	0.3 克
钾	351 毫克	钠	262.1 毫克
磷	96 毫克	钙	17 毫克
镁	13 毫克	铁	6 毫克
锰	2.97 毫克	硒	2.43 微克
锌	1.25 毫克	铜	0.04 毫克
异亮氨酸	99 毫克	赖氨酸	55 毫克
核黄素	0.06 毫克	硫胺素	0.03 毫克

东西方对醋的认识与应用

中医药学与醋

于 1973 年湖南长沙马王堆三号汉墓出土的医学帛书《五十二病方》是迄今为止发现的中国最古的汉医方书，约成书于公元前四世纪或前三世纪末战国时期，书中有十七个处方都使用到了醋，这足以说明以醋作药用是中华传统医药中的一个重要组成部分。

中医认为，醋性温味酸苦，入肝、胃经，有散瘀、止血、解毒、杀虫的功效，主治产后血晕、黄疸、黄汗、吐血、衄血、大便下血、痈疽疮肿、阴部瘙痒等症，还可解鱼肉菜毒。中国历代医药学家在使用醋来治疗疾病、保健养生等方面积累了许多宝贵的临床经验，且古今醋方颇丰，这说明醋的药用价值是被中医学家所重视的。

被后人尊称为"医圣"的东汉著名医学家张仲景就使用过醋来治疗疾病，这对"以醋作药用"的发展起到了积极的推动作用，有些方子至今依然用于临床，效果显著。例如，《伤寒杂病论》中的"少阴病，咽中伤，生疮，痛引喉旁，不能语言，声不出者，苦酒汤主之"；《金匮要略》中的"黄汗之为病……水从汗孔入得之，宜黄芪芍药苦酒汤方"。

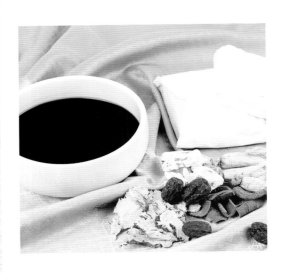

南朝齐梁时期的医药家陶弘景曾说过："酢酒为用，无所不入，愈久愈良。以有苦味，俗呼苦酒。" 宋代的药物学家寇宗奭所著的《本草衍义》提到："醋，酒糟为之。有米醋、麦醋、枣醋。米醋比诸醋最酽，入药多用之，谷气全也，故胜糟醋。产妇居中常得醋气则为佳，醋超血也。" 清代著名医学家黄宫绣在《本草求真》中写道："米醋，酸主敛，故书多载散疯解毒，下气消食。且同木香磨服，则治心腹血气诸病……至醋既酸（收），又云能散痈肿者，以消则内散，溃则外散，收处即是散处故耳。" 叶橘全的《现代实用中药》也提及了醋的妙用："醋用于结核病之盗汗，为止汗药；又伤寒症之肠出血，为止血药。"

由此可见，药醋疗法历史悠久，食醋的药用功效是毋庸置疑的。不过，醋的魅力不仅限于此，曾有人为山西制醋厂的工人做了一次健康调查，包括了退休、在职的3代职工，结果令人很惊讶。在这些工人中，几乎没有人患过癌症，连心血管病的患病率也非常低，而且大多数人比较长寿。醋的作用如此之大，这也难怪山西人喜欢吃醋和酿醋了。

重视食醋保健的日本人

日本人非常重视食醋的保健作用，对食醋的研究也十分深入。针对健康与长寿，日本民间就曾总结出十条经验，简称"长寿十训"，其中就有提到"少盐多醋"的养生之道。因此，在日本可以看到醋被运用于不少菜肴的烹饪过程之中，比如颇具代表性的刺身和寿司都少不了用醋加工调制。此外，在规范的日式宴会菜单中，通常要有"醋物"（"醋物"即开胃小菜，以醋腌制，原料可以为蔬菜、肉类、海鲜等，多半是凉菜）。

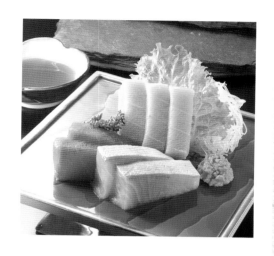

日本可以说是食醋最多的国家，在如今的日本市场上，单是保健醋就多达一百多种。有统计资料显示，日本每年人均食醋量为7.88公斤，美国为6.51公斤，而中国仅为0.91公斤。

喜欢用醋防治疾病的西方人

与中国不同的是，法国、意大利、西班牙、葡萄牙等欧洲国家，普遍以葡萄酒作为原料来制作醋。与中国相似的是，西方国家也积累了不少用食醋来防治疾病的经验。

在中世纪，凡是患烈性传染病而死亡的人所使用过的钱币、金属饰物等，都要用醋泡过后才能再使用，以防传染。在18~19世纪，食醋成为欧洲人在旅行中必备的物品，欧洲人会先往水中滴几滴醋，用醋作为消毒剂进行消毒后再饮水。欧洲人还会把面包在醋中浸后再吃，或是用来揎口鼻，以此预防传染病。《圣经》中也有关于"醋能减轻疾病"的文字记载。以上这些都能说明西方人很早就开始将醋用于治疗疾病及杀菌。

被西方尊称为"医学之父"的希波克拉底，也即西方医学界的奠基人，曾赞赏过食醋的医药价值，并使用食醋对呼吸器官的疾病、疥癣、狂犬咬伤等进行治疗。在希波克拉底的医书上就曾记载了用醋治疗耳疾，用木炭和醋混合治疗皮肤病的方法。

醋的保健功效

美容养颜、祛斑柔肤

醋含有多种氨基酸，不仅能为皮肤提供胶原蛋白，还可以促进红细胞的顺畅流动。故适量食用醋，能有效对抗皱纹并延缓皮肤老化，使皮肤保持光泽，也能使血液携带更多氧气，塑造美丽红润的肤质。

有研究表明，吃醋能抑制和降低人体衰老过程中过氧化物质的形成，从而有助减少老年斑和减缓皮肤松弛的速度。值得一提的是，山西老陈醋含有钙、钾、钠等无机矿物质元素，这能减少皮肤中色素斑的形成，对黄褐斑、雀斑等有一定的消解作用，所以平常烹饪菜肴时可以放点山西老陈醋来调味。

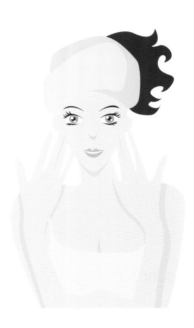

醋所含有的 B 族维生素、维生素 E 对皮下组织的新陈代谢有显著的效果，可以淡化色斑、延缓皮肤衰老的速度，并能有效改善肤质，防止皮肤干燥。醋富含维生素 C，在黑色素形成的过程中，它能作为人体内的一种还原剂来有效地抑制酪氨酸的氧化，从而减少人体内黑色素的沉积。

醋除了可以内服，也可以外用。在洗脸或洗澡时加入几滴醋，不仅有助清洁皮肤表面及深层的污垢，还能杀死皮肤上的细菌，增强皮肤的活力，使皮肤光滑柔润，对防治各种皮肤病也有一定的积极作用。

开胃、消食、杀菌

由于食醋中的挥发性物质和氨基酸等能刺激人的大脑神经中枢，使消化器官分泌大量消化液，从而增强消化功能，所以食醋能开胃、消食、助消化。夏天若是食欲不佳，可以在菜肴中放点醋调味，或者是适量喝点醋饮，这有助于激起食欲，对胃口不好的慢性病患者和味觉退化的老年人很有益处。

醋经过发酵而含有醋酸菌，醋酸菌能将食物中不易吸收的营养素（如钙、铁）转化为醋酸盐，从而提升肠道的吸收效果。此外，醋所含有的柠檬酸、维生素 A 和维生素 C 能使食物更易被胃肠消化，使胃肠消化作用顺畅进行。

食醋中的醋酸菌还能使有益菌增生，抑制大肠杆菌、链球菌、肺炎双球菌等有害菌，所以适量吃醋能起到抗菌、杀菌的作用，从而增强肠道的免疫能力，使肠道的消化功能更为健康。

排毒、减肥

醋含有人体所必需的氨基酸，有助于净化血液、消耗体内多余脂肪，并可加强蛋白质、糖类的代谢，能起到减肥的作用。醋中所含有的酵素能帮助刺激肠胃蠕动，有助于排出体内宿便，清除体内的毒素、废物。醋中的醋酸能促进新陈代谢，帮助身体清除毒素，保持血液清洁，让人体排出多余的脂肪、废物。醋富含钾，它能帮助消除饥饿感，有助节制食欲，从而达到控制体重的目的。此外，钾元素还有利于消水肿，从而改善水肿虚胖的状况。

有研究表明，肥胖者每日饮用 15~20 毫升的醋，一个月内就可以减轻体重 3 千克左右。值得注意的是，山西老陈醋富含氨基酸和有机酸等物质，这不仅能促使人体内过多的脂肪转变为体能消耗，还能促进胃肠蠕动、促使体内废物排出，从而实现减轻体重的效果。所以，想要减肥瘦身的人士可以尝试在日常饮食中加入一些山西老陈醋。

消除疲劳、解酒

工作压力过大、过度饮酒或短时间内运动强度过大，人体内的乳酸、丙酮酸就会过多，这将使得肌肉与关节僵硬酸痛，从而产生疲劳感。醋含有丰富的有机酸和醋酸，能有效分解肌肉中的乳酸和丙酮酸，使其排出体外，有助于消除疲劳感。因此，在日常饮食中可以适量加入食醋调味，这对消除人体疲劳有一定帮助。

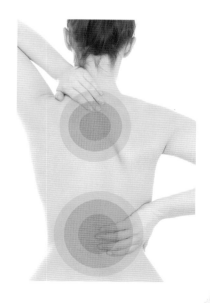

有资料表明，单纯饮酒所检测出的血液中酒精浓度，与随酒同时饮用食醋所检测出的数据有差异。中国古代医学文献也曾提及醋的解酒功效，比如，清代王士雄在其所著有的《随息居饮食谱》中提到，"食醋可醒酒、消食"。这是因为食醋中的多种成分相互配合，使食醋成为一种天然的"醒酒剂"，让食醋能对抗和缓解酒精的抑制作用，从而增加胃液的分泌，促进血液循环，提高肝脏的代谢能力，加快尿液的排出，促使酒精从体内迅速排出。因此，在饮酒的同时可以饮用一些食醋，这样就能降低血液中的酒精浓度，从而减轻或延缓醉酒的状态出现。

活化细胞、消肿止痛

醋经过充分发酵而富含活性酶，活性酶与氨基酸结合可以帮助细胞进行新陈代谢，促进造血与激素分泌，进而增加肌肉的张力，对人体很有益处。

中医认为，食醋外敷具有活血、消肿、止痛的作用，临床中常用醋调中药外敷治疗腰腿扭伤、骨折、软组织损伤、骨质增生、骨刺等。比如，用食醋炒麸皮热敷治疗足跟骨刺；将川乌、草乌、白芷、马钱子、土鳖虫、透骨草、威灵仙等中药研成末，加醋调成糊状外敷，可治疗腰椎间盘突出、坐骨神经痛、骨折等。值得一提的是，曾有专家以山西老陈醋作为溶剂，酌加十余种中草药研制而成"药醋液"，通过热敷患处来治疗骨质增生及风寒湿痹，取得了比较显著的疗效。由此可见，山西老陈醋确有软化骨刺、散瘀、消肿、止痛的功效。

促进儿童健康成长

有研究发现，人体体液的酸碱度与智商水平有着密切的关系。简单来说，就是在人体体液酸碱度允许的范围内，酸性偏高者智商较低，碱性偏高者则智商较高。此外，有些孩子脾气暴躁、多动、学习无法集中，常常感到疲乏无力且容易患感冒、龋齿及牙周炎等疾病，这很有可能与其体液酸度偏高有关。

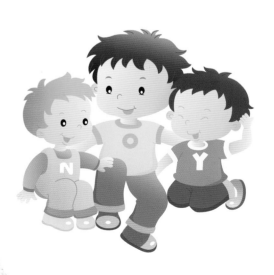

人体体液酸碱度的高低主要由体内酸性无机盐和碱性无机盐的水平来决定，其取决因素除机体内部的自我调节功能外，就是日常膳食中的食物构成。因此，科学家们建议儿童多吃碱性食物，促使人体体液趋于弱碱性。

醋富含钾、钙、镁、钠等十余种金属元素，属于碱性食物，所以家长在烹调孩子的一日三餐时要注意加入适量食醋，这样有助于提高儿童的智商，促进儿童健康成长。

益寿延年

据报道称，美国有一个名为沃蒙特的长寿村，村里有很多长寿的老人。有专家为了解沃蒙特村居民长寿的秘密，对沃蒙特村的饮食生活进行了科学调查。调查发现沃蒙特村之所以有那么多长寿老人，是因为居民长期服用苹果醋和蜂蜜醋饮料。此外，长寿村居民还用醋来治疗诸如头痛、肥胖、高血压、眩晕、烧伤、关节炎、食物中毒等多种疾病，都取得了不错的疗效。为此，一位名叫杰维斯的美国科学家专门总结并撰写了《沃蒙特民间疗法》一书，从此，沃蒙特村在美国出了名，醋疗也在美国流行了起来。

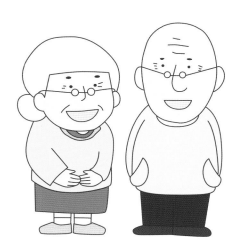

有一位名叫北村西望的日本雕塑大师平时很喜欢吃醋，他常在凉开水中加入一匙醋，有时再加点小苏打，稀释后饮用。北村西望并不限定只吃一种醋，而是尽可能服用各种各样的食醋，总之，食醋是他每天必不可少的饮料。由于北村先生坚持饮用食醋，他老年时期除了需要戴助听器，身体其他部位都很健康，还活了超过一百岁。

防治三高症

食用醋有助于高密度脂蛋白生成，促进胆固醇和脂肪的代谢，帮助清除附着于动脉上的胆固醇，防止动脉的脂肪蓄积，从而起到预防高脂血症、动脉硬化的作用，对于保护心血管和脑血管有不错的效果。

近年来，有学者发现，长期服用食醋能降低血糖。其实，在我国民间流传着用"醋蒸鸡"治疗糖尿病的方法，治疗效果明显。在日本，有研究人员对 17 名糖尿病患者进行了为期 1 个月以上的饮用醋蛋液的临床实验，结果发现，有 11 名患者在饮用 2 ~ 3 周后，他们的血糖、尿糖下降了。

在我国民间，很早就有用醋泡花生米来防治高血压的方法。食醋之所以能降低血压，是因为它含有维生素 C 和烟酸，能扩张血管、促进胆固醇的排泄并增强血管的弹性和渗透力。此外，食醋能增强肾脏的功能，有利尿的作用，可以通过排尿来把体内的钠排出，间接达到降压的效果。总之，高血压患者应该少吃点盐，多吃些醋。

风味各异的食醋种类

烹调型　　　　　　　酸度 ★★★★☆

常见醋种：米醋、陈醋、柠檬醋、梅子醋、菠萝醋

风味口感：香醇浓郁，滋味鲜甜

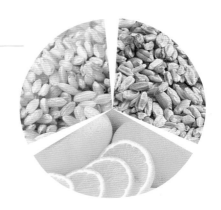

　　烹调型食醋的酸度约为 5%，它能解腥、去膻、助鲜，适合用来烹调肉类及海产。烹调型食醋可细分为谷物醋和水果醋，谷物醋酸味中带有鲜甜的谷物滋味，而水果醋没有那么酸，容易入口。

佐餐型　　　　　　　酸度 ★★★☆☆

常见醋种：柑橘醋、葡萄柚醋、葡萄醋、阳桃醋

风味口感：入口滋味较甜

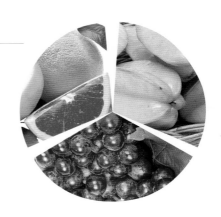

　　佐餐型食醋的酸度约为 4%，味道较甜，能起到较强的助鲜作用，适合充当凉拌菜的调味料，或者做成蘸料使用。比如凉拌黄瓜、油炸食品的蘸料等，都会使用到佐餐型食醋。

饮料型　　　　　　　酸度 ★★☆☆☆

常见醋种：苹果醋、番茄醋、桑葚醋、香草醋、康乐醋

风味口感：甜酸适中，爽口不黏

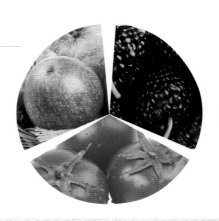

　　饮料型食醋的酸度只有 1% 左右，一般作为醋酸饮料，具有甜酸适中、爽口不黏等特点，可起到防暑降温、生津止渴、增进食欲和消除疲劳等作用，深受人们喜爱。

以醋入馔好处多

使蔬菜色泽更佳

　　紫红色蔬菜富含花青素，而花青素在酸性条件下能呈现出漂亮的红色，因此，在炒紫甘蓝或凉拌心里美萝卜时可以放点醋，这样能使蔬菜的颜色更红亮鲜艳。但是，在炒油菜、小白菜等绿叶蔬菜时不要放醋，以免菜色变黄。

让蔬菜口感更好

　　醋能保护植物细胞的细胞壁，使其保持坚挺。所以，在炒藕片、土豆丝或豆芽时可以放点醋，这样能使蔬菜脆嫩爽口。

去涩好帮手

　　有些食材带有涩味，如牛蒡、莲藕等，我们可以巧用醋来去除涩味。先将食材切成小块，将其浸泡在醋水中，在烹调之前用清水冲洗干净，就可以有效地去除涩味。

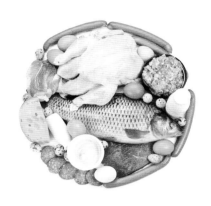

加速食材软化

　　在烹调牛腩、羊肉等不易软烂的食材时，可以加入适量的食醋，这样可更快地将食材煮至软烂。此外，在腌肉时加点醋，可以软化肉质，让肉质软嫩可口。

增鲜提味

　　烹调海鲜时可以加点醋，这能使蛋白质凝固，让肉质表面迅速紧缩，令鲜味不易流失，起到增鲜提味的作用。此外，可以在烹调海腥味较重的食物时使用红醋，因为红醋的味道辛香，能让煮出来的菜肴更鲜甜美味。

有效去腻、抑腥

　　有一些肉类的口感较为油腻，可在烹调时加点陈醋，这能有效去除油腻感。在烹调腥味较重的海鲜时，也可加入适量的陈醋，这能有效抑制腥味，让食物更美味。

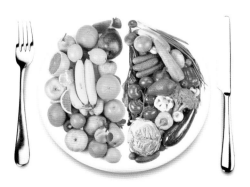

常用的食醋及用法

中式醋类

山西老陈醋

山西老陈醋色泽黑紫，液体清亮，酸香浓郁，食之绵柔，醇厚不涩，属我国四大名醋之首，素有"华夏第一醋"、"天下第一醋"的盛誉。

山西老陈醋是以优质高粱为主要原料，经蒸煮、糖化、酒化等工艺过程，然后再以高温快速醋化，温火焙烤醋醅和伏晒抽水陈酿而成，具有"越放越香，久放不腐"的特点。值得一提的是，山西老陈醋酿造所用的淋醋用水主要源于清徐一带，当地的水不仅水质纯净、含碱量小、硬度较大，还富含钙、镁等金属无机盐类，此类金属离子与山西老陈醋中的多种有机酸生成乳酸钙、醋酸钠、醋酸钙等有机酸盐，对人体有很好的保健功效。山西有一句广为流传的民间谚语，"家有二两醋，不要请大夫"。所以在民间有不少人通过用老陈醋泡花生、黄豆、鸡蛋等来自我保健。

山西老陈醋除了用于食疗保健之外，还能用于烹调菜肴。无论是充当蘸料，用来蘸吃饺子、包子等，还是用于烹调那些需突出酸味、颜色较深的菜肴，如酸辣汤、糖醋鱼等，山西老陈醋都非常适合，可谓是菜肴调味的不二选择。

镇江醋

镇江醋又称镇江香醋，它有一种独特的香气，具有"酸而不涩、香而微甜、色浓味鲜、愈存愈醇"的特点，是中国四大名醋之一。镇江香醋属于黑醋、乌醋，它与山西老陈醋相比，其特色在于酸中带柔、酸而不烈、味道微甜，尤其适合用来蘸食江南的肉馅小吃，这能突出小吃的鲜美。

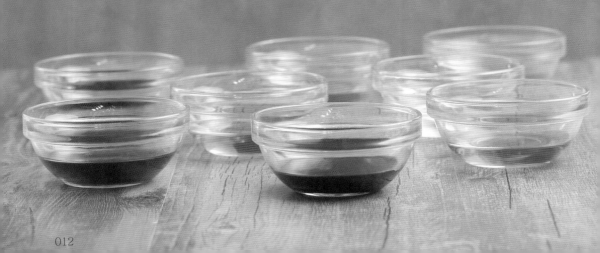

四川保宁醋

　　四川保宁醋是中国四大名醋之中唯一的药醋，素有"东方魔醋"之称，属四川名优特产。保宁醋以麸皮、小麦、大米、糯米为原料，用砂仁、麦芽、元楂、独活、肉桂、当归、乌梅、杏仁等多味开胃健脾、促进血液流动的中药材制曲，取优质泉水精酿而成，近百年来被人们誉为"川菜精灵"，甚至有"离开保宁醋，川菜无客顾"的说法。

福建永春老醋

　　福建永春老醋是中国四大名醋之一。它选用优质糯米、红曲、芝麻、白糖为原料，按一定配方精心酿造而成，其醋色棕黑、强酸不涩、酸而微甘、醇香爽口、回味生津、久藏不腐。永春老醋既是质地优良的调味品，又兼有治病妙用，它含有多种氨基酸以及多种对人体有益的发酵微生物，可防治腮腺炎、胆道蛔虫、感冒等疾病。

河南特醋

　　河南特醋是以小麦为主料，三十多味中药材制曲，大曲、小曲共同发酵，经大小五十多道工序，历时六个多月而精心酿制成的食醋。河南特醋因具有浓香醇厚、回味悠长、鲜味突出、微甜不涩、久存不腐、愈陈愈香的特点而深受中原地区广大人民的喜爱。在烹煮肉类、鱼类时，可以加点河南特醋，这能为菜肴提味增鲜。此外，食用河南特醋有助于增强食欲、降压降脂、软化血管等。

江浙玫瑰米醋

　　江浙玫瑰米醋是以优质大米为酿醋原料而酿造出来的米醋，它的最大特点是醋的颜色呈鲜艳透明的玫瑰红色。江浙玫瑰米醋具有浓郁的、能促进食欲的特殊清香，而且它的醋酸含量不高，所以它的醋味不烈，非常适口。无论是用于凉拌菜的制作，还是充当小吃的佐料，江浙玫瑰米醋都尤为适合。

西式醋类

西式白醋

西式白醋是由日晒成熟的谷物所酿制而成的，它是制作意式和英式色拉、醋渍汁以及其他菜肴的理想调味品。西式白醋的酸度较高，故也适合罐藏和腌泡制食品。

白葡萄酒醋

白葡萄酒醋又叫白酒醋，它是用还没成熟的白葡萄与香料、醋菌所酿造而成的，是西餐中最基本的酸味调料。白酒醋味道温和，它醋味淡、甜度较低，一般做成沙拉酱，或与盐、胡椒等调和制成油醋酱或其他酱料。

红葡萄酒醋

红葡萄酒醋也称红酒醋，它酸中带一点甜，与白酒醋有所区别。无论是给凉面调味，或是拌生菜沙拉，抑或是在制作烩饭时，都可直接加入红酒醋，这样能为菜品增色不少。此外，用红酒醋腌制紫甘蓝，能使其口感清爽，非常适合夏季食用。

意大利香醋

意大利香醋即闻名于世的巴萨米克醋，也有人将其翻译为香脂醋。意大利香醋具有浓重的口感和丰富的香气，即便是单独品尝也非常可口。

在意大利，人们会把意大利香醋当作开胃饮料或者助消化饮料来直接饮用。在婚礼上，有人会把意大利香醋用来调制鸡尾酒，这也别具一番风味。此外，意大利香醋可用于开胃前菜、面食、主菜、奶酪、甜点或雪糕的调味上，只需使用一点点，就能给你带来意想不到的美味体验。需要注意的是，如果将意大利香醋用于热烹，则会使其大部分的香气因热而散失，所以建议将其直接加入已经煮好的酱汁中或直接淋在菜品上。

西班牙雪利醋

雪利醋是以西班牙南部安达卢西亚地区的葡萄为原料所酿造而成的，葡萄的果香融入橡木桶的香气，这造就了雪利醋的独特风味。雪利醋色泽较深，质地清爽柔和，带有淡淡的甜味与坚果的气息，尝起来不会感到刺激。往沙拉或者肉类上洒一点雪利醋，能增添菜肴的美味；把雪利醋和浆果放在一起炖煮成浓浓的酱汁，酱汁可以作为面包的蘸酱，一口咬下去，在酸甜中透出些许独特酒香，能让人食欲大开。

麦芽醋

在公元前 3000 年至公元前 2000 年时，人们把酸败的啤酒用于烹调菜肴，没想到风味颇佳，因此受到启发，将啤酒作为原料再经醋酸发酵，这就制成了麦芽醋。麦芽醋在英国、德国较受欢迎，主要用于腌制黄瓜等蔬菜，也可用来制作沙司、调味汁或番茄汁。麦芽醋带有一些柠檬的味道，所以有不少人将其用作柠檬的替代品。

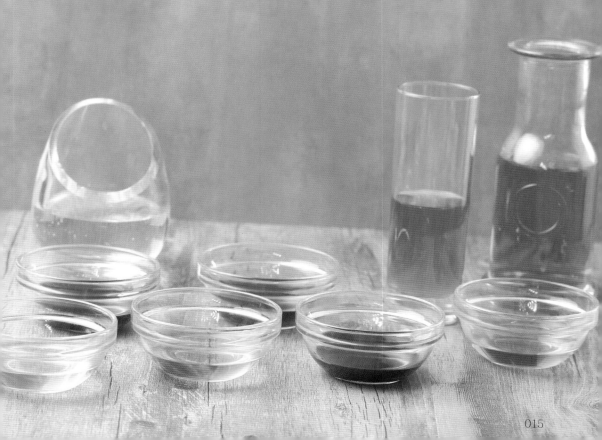

适合制作醋饮的水果

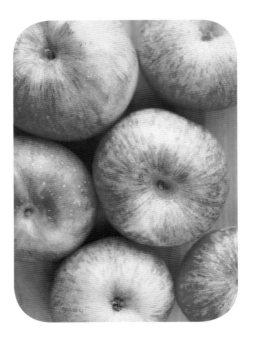

苹果 产期：3~7 月

营养档案

　　苹果味甜，口感爽脆，且含有丰富的营养，被誉为世界四大水果之冠。苹果富含果胶，能有效吸收肠道内多余的水分，可促进肠蠕动，有助于缓解便秘。由于果胶属于可溶性纤维，所以吃苹果还能提升胆固醇的代谢率，帮助排出体内的脂肪。苹果中的维生素 C 不仅对骨骼和牙齿的健康有良好的保护作用，还是心血管的保护神。此外，苹果含有维生素 B，适合低血压患者与动脉硬化患者食用。

葡萄 产期：6~8 月

营养档案

　　葡萄属于世界四大水果之一，它不仅美味可口，还含有丰富的维生素 E、维生素 B_{12}、维生素 C、胡萝卜素、苹果酸、柠檬酸、钾、镁等。葡萄所含的多种果酸能帮助消化，故适当多吃葡萄能健脾和胃。葡萄含有多种人体所需的氨基酸，食之能有效缓解神经衰弱、过度疲劳等症状。葡萄不仅果肉富含营养，它的果皮与籽也是宝，对肠胃炎、痢疾、慢性肝炎等病症都有一定的食疗效果。

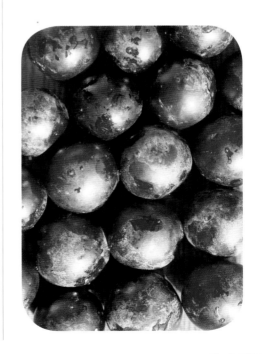

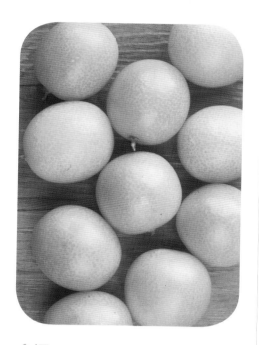

柠檬 产期：6~10 月

营养档案

柠檬是富含碱性物质的水果之一，它还含有维生素 C、维生素 B$_1$、维生素 B$_2$、钙、钾、烟酸等营养成分，对人体十分有益。由于柠檬含有柠檬酸，可防止颗粒色素粒子积聚皮下，故常吃柠檬能使皮肤光滑洁白。柠檬所含的维生素 C 不仅能帮助分解体内毒素，还能预防高血压，保护血管健康和增强免疫力。此外，柠檬中的橘酸能将机体内的碳水化合物转化成能量，可有效消除疲劳。

金橘 产期：10~12 月

营养档案

金橘味甘、酸，性温，具有止咳化痰、润肺顺气等食疗作用。金橘含有金橘苷及丰富的维生素 C，能有效防止血管破裂，可以减少毛细血管脆性和通透性，对于减缓动脉硬化有一定的帮助，因此适合高血压患者、动脉硬化患者以及冠心病患者食用。金橘的果皮中富含类黄酮、花青素，食之能起到抗氧化、清除自由基的作用。此外，金橘的橘络对心血管疾病有一定的食疗作用，故食用金橘时不宜去皮。

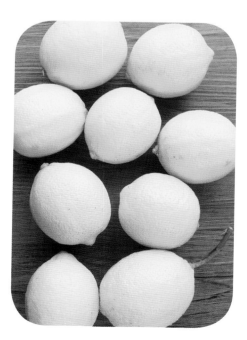

有关食醋的注意事项

烹煮菜肴时应选用铁锅

　　烹煮菜肴时应该选用铁锅，而非铝锅和铜锅。这是因为用铁锅烹煮菜肴时，铁元素会在烹煮过程中进入到菜肴中，若再加入食醋来调味，铁元素的浸出量将会增加，那么吃了用铁锅煮出来的菜肴将有利于防治缺铁性贫血。

　　若是用铝锅来烹煮菜肴，切勿加入食醋，这是因为食醋会破坏铝锅表面的氧化铝薄膜，使得铝的浸出量增加，而食入过多的铝会抑制肠道对磷的吸收，影响骨骼里的磷代谢，从而使得骨中磷的含量下降，容易导致骨质疏松。过多的铝蓄积在脑中，可能会引起大脑神经细胞退化，使人出现特有的神经元纤维病变，引起记忆力损害、智力减退和性格改变等。此外，铝会降低胃蛋白酶的活性，使得胃液和胃酸的分泌量减少，从而出现食欲减退、腹胀、消化不良，甚至是厌食等现象。

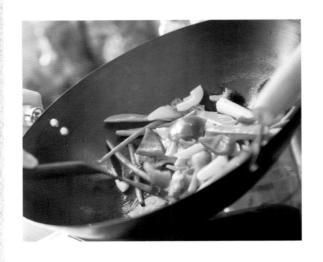

　　由于食醋也能溶解铜，所以需要加入食醋烹煮的菜肴不能放在铜锅中烹调，也不可以用铜勺来烹调，否则过多的铜会被人体吸收，从而容易引起铜中毒。

食醋的摄入量需控制

　　吃醋虽然对人体有很多益处，但凡事都有个度，切勿过量吃醋，否则会刺激到肠胃，严重的还会灼伤、腐蚀食道黏膜，最终引发肠胃慢性炎症。此外，过量吃醋还会影响人体内钙质的代谢，极易引发骨质脱钙，加重骨质疏松，导致骨折。在正常情况下，成人每天的食醋量应在 20 ～ 40 毫升，最多不宜超过 100 毫升，而老弱妇孺应根据自身体质来相应减少每日的食醋量。

　　有些人在用醋疗方治病时一味求快，每天大量饮醋或是过量服用醋蛋液，这是不可取的。用食醋治病应该秉持着科学的态度，要控制好每天的食醋量，切忌急于求成。患者在一开始使用醋疗方时，应该先少量试服，不适应的人可以减少食用量或者立即停止服食。

喜食肉者可以在每顿饭后饮用一杯水果醋来帮助消化，但是素食者或是平时消化功能就很好的人，就没有太大必要去饮用了。长期喝醋容易使牙齿脱钙，腐蚀牙釉质，最终导致牙齿表面变得粗糙，所以喝醋时应该用水将醋稀释后再喝，或者用吸管直接吸入醋水后咽下，并记得在喝完后用清水漱口。

不适宜吃醋的人

食醋虽然有不少保健功效，但其实有一些人因其自身问题或是在某些情况下是不适宜吃醋的。以下为你列举出那些不适宜吃醋的人及其不宜吃醋的原因。

第一，因自身问题而不宜吃醋的人。比如，对醋过敏的人在饮醋时极易出现过敏症状，如出现皮疹、瘙痒、水肿、哮喘等；胃酸过多的人饮醋，会使消化器官分泌大量消化液，加大胃酸的消化作用，导致胃酸增多，使得胃的负担更重。

第二，在特定情况下不宜吃醋的人。比如，肾炎患者在发病期间应慎吃醋；做了胆囊切除手术的病人在术后半年内要慎吃醋；老年人在骨折治疗和康复期间应避免吃醋，这是因为醋能软化骨骼和脱钙，破坏钙元素在人体内的动态平衡，促发和加重骨质疏松症，使受伤肢体酸软，疼痛加剧，导致骨折迟迟不能愈合。

第三，在服用某些西药的人不适宜吃醋，因为醋酸能改变人体内局部环境的酸碱度，从而使这些药物不能发挥作用。比如，服用磺胺类药物期间不宜吃醋，因为磺胺类药物在酸性环境中，容易在肾脏形成结晶，损害肾小管；正在服用碳酸氢钠、氧化镁、胃舒平等碱性药物时不宜吃醋，因醋酸可中和碱性药物，从而使得药物作用被抵消；使用庆大霉素、卡那霉素、链霉素、红霉素等抗生素药物时也不宜吃醋，以免影响药效。

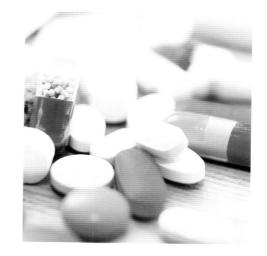

第四，正在服用"解表发汗"的中药的人不宜吃醋。因为醋有收敛之性，当复方银翘片之类的解表发汗中药与醋配合时，醋会促进人体汗孔的收缩，还会破坏中药中的生物碱等有效成分，从而干扰中药的发汗解表作用。

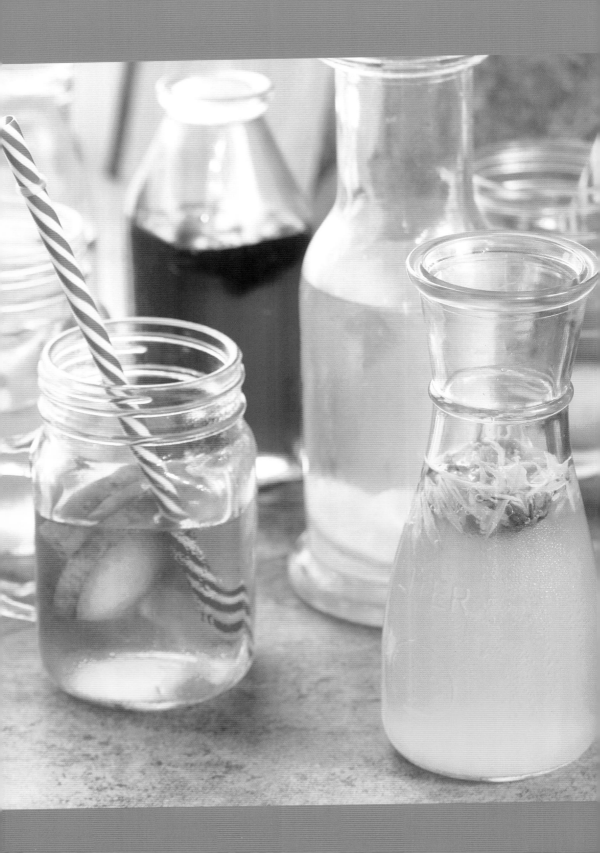

Part 2

自酿好醋，
天然健康的自制醋饮

你知道如何酿醋吗？你是否知道哪些果品、蔬菜与花草可以用来酿制醋饮？本章不仅会教你自酿醋饮，而且还会说明每种醋饮的饮用方法及保健作用，把你对手工酿醋的困惑一扫而光。快开始阅读本章内容，学会酿制好醋，让你在家就能轻松制作出天然健康的醋饮！

果品醋

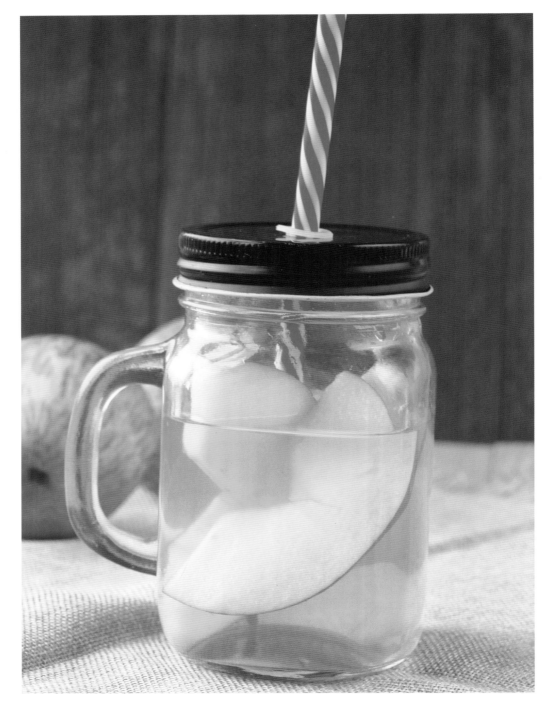

苹果醋

保健作用

纤体美颜，美白肌肤，软化血管，消除
疲劳，延缓衰老，有助于预防感冒，能
缓解咽喉疼痛。

材料

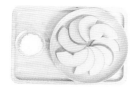

苹果 2 个，糖 100 克

+

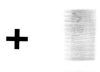

糯米醋 500 毫升

做法

1　将苹果洗净，切片，沥干水分，静
置至水分完全蒸发。

2　将切好的苹果放入容器中，加入糖，
倒入糯米醋浸泡。

3　盖上盖，密封保存 2 ~ 3 周。

封存时间 2~3 周

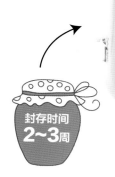

饮用方法

以 5 ~ 8 倍的开水稀释，除餐后饮用外，
也可以多泡一些，当作饮料饮用。

小叮咛

倒入的糯米醋一定要
没过苹果，否则露在外面的
部分容易腐坏变质。

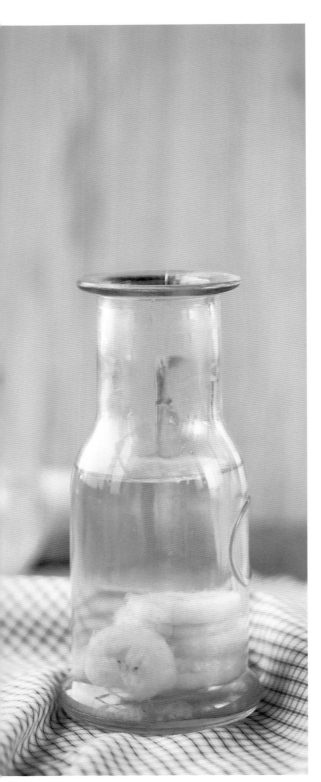

香蕉醋

保健作用

降血压，润肠，改善便秘，缓解痔疮出血、肌肉痉挛。

材料

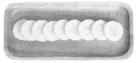

香蕉 500 克

+

有机糙米醋
1000 毫升

做法

封存时间
2 个月

1 将香蕉去皮，切成片。

2 把切好的香蕉放入容器中，再倒入有机糙米醋浸泡。

3 盖上盖，密封保存 2 个月后即成香蕉醋。

饮用方法

以 5 ~ 8 倍的开水稀释，除餐后饮用外，也可以多泡一些，当作饮料饮用。

小叮咛

香蕉易被有机糙米醋分解萃取，浸泡后会变松散。

橙子醋

保健作用

帮助消化,止咳化痰,缓解支气管炎,
抗过敏与防治动脉硬化。

材料

橙子 500 克　　　　米醋 2 瓶（每瓶
　　　　　　　　　以600毫升计量）

做法

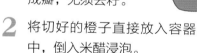

封存时间
45 天

1　将橙子洗净，连皮分切
　　成瓣，无须去籽。

2　将切好的橙子直接放入容器
　　中，倒入米醋浸泡。

3　盖上盖，密封保存 45 天后即
　　成橙子醋。

饮用方法

每天皆可饮用，每次 30 毫升，
以 5 倍的凉开水稀释后饮用。

小叮咛

橙子皮含有精油与柠檬
苦素，故橙子醋会略带苦味。

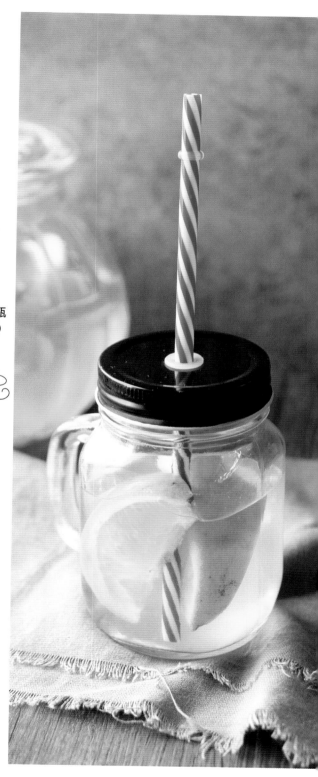

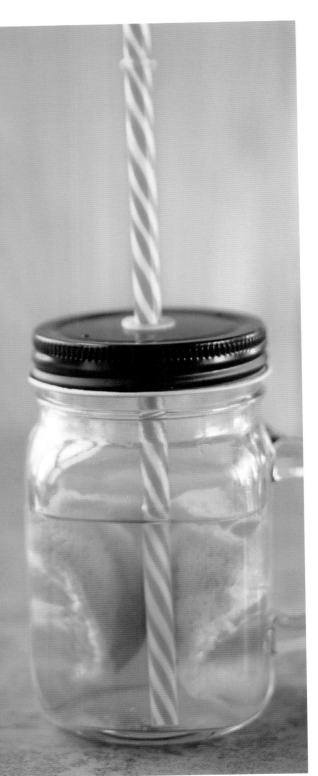

茂谷柑醋

保健作用

健脾暖胃，祛痰平喘，缓解支气管炎，防治动脉硬化，减少脂肪在体内的堆积。

材料

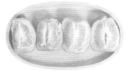

茂谷柑 500 克

米醋 2 瓶（每瓶以600 毫升计量）

做法

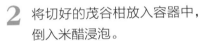

封存时间 **45** 天

1 将茂谷柑洗净，连皮掰成四瓣，无须去籽。

2 将切好的茂谷柑放入容器中，倒入米醋浸泡。

3 盖上盖，密封保存 45 天后即成茂谷柑醋。

饮用方法

每天皆可饮用，每次 30 毫升，以 5 倍的凉开水稀释后饮用。

小叮咛

可放冰糖提味；如果茂谷柑甜度高，也可以不加冰糖。

金橘醋

保健作用

消除疲劳，提神醒脑，助消化，止咳化痰，预防牙龈出血，有助于养颜美容。

材料

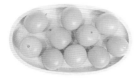
金橘 500 克

米醋 2 瓶（每瓶以 600 毫升计量）

做法

1　将金橘洗净，自然风干。

封存时间 **45 天**

2　将风干后的金橘放入容器中，再倒入米醋浸泡。

3　盖上盖，密封保存 45 天后即成金橘醋。

饮用方法

每天皆可饮用，每次 30 毫升，以 5 倍的凉开水稀释后饮用。

小叮咛

金橘醋加冰糖可提味，不加糖亦风味怡人。

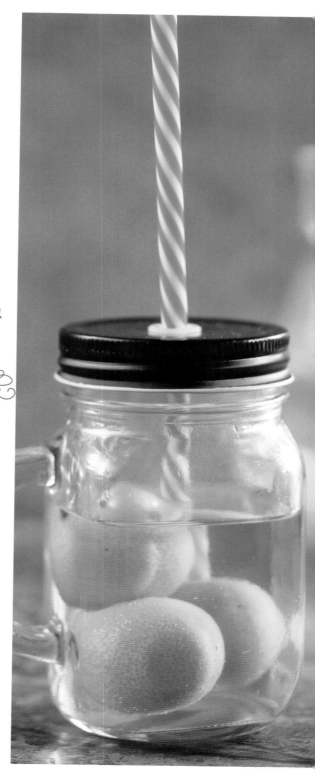

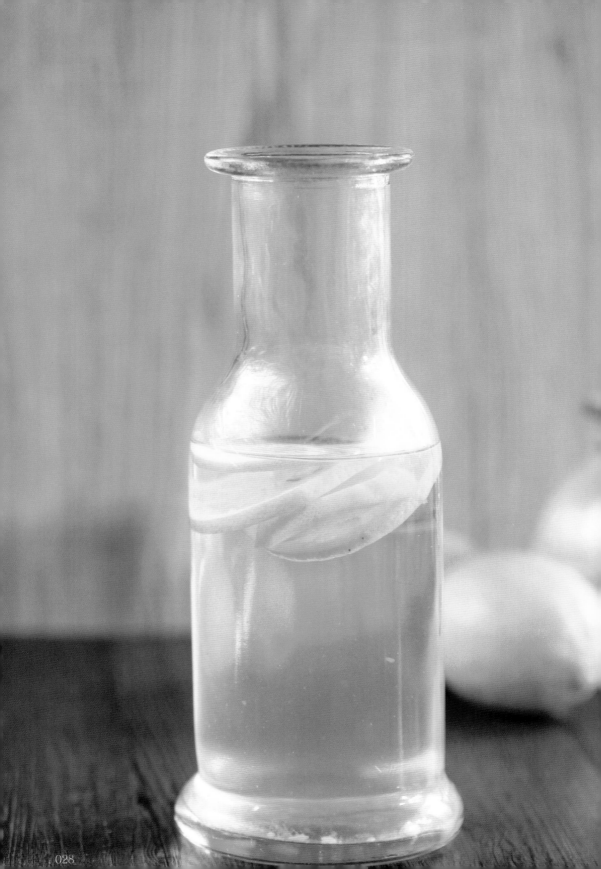

柠檬醋

保健作用

预防感冒，生津健胃，润肠通便，促进
尿酸代谢，增强肝脏机能。

材料

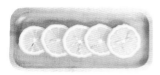

柠檬 500 克　　　米醋 2 瓶（每瓶以
　　　　　　　　600 毫升计量）

做法

1　将柠檬洗净，自然风干后连皮切片，
　保留果核。

2　将切好的柠檬放入容器中，倒入米
　醋浸泡。

3　盖上盖，密封保存 45 天。

封存时间
45 天

饮用方法

每天皆可饮用，每次 30 毫升，以 5 倍的
凉开水稀释后饮用。

小叮咛

柠檬中的柠檬苦素会
使醋略带苦味，爱吃甜的人
可酌量放冰糖来提味，但不
宜过多，以免不利于健康。

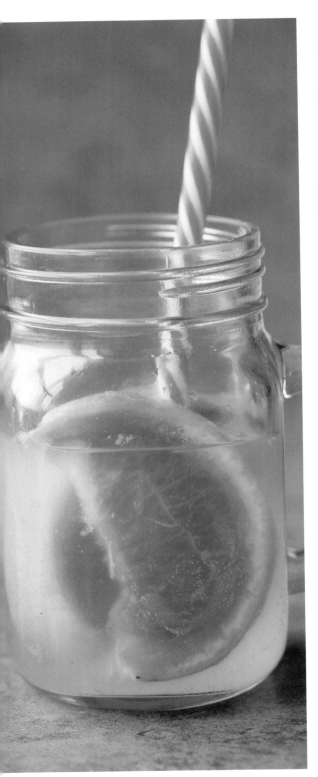

葡萄柚醋

保健作用

消除疲劳，滋润皮肤，洁净肌肤，能保护血管，有助于预防心脏病。

材料

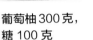

葡萄柚 300 克，
糖 100 克

+

糯米醋 300 毫升

做法

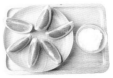

封存时间
2~3周

1 将葡萄柚洗净，连皮切块，静置至水分完全蒸发。

2 将切好的葡萄柚放入容器中，加入糖，倒入糯米醋浸泡。

3 盖上盖，密封保存 2 ~ 3 周。

饮用方法

以 5 ~ 8 倍的开水稀释，除餐后饮用外，也可以多泡一些，当作饮料饮用。

小叮咛

应将葡萄柚表皮洗净，以免醋饮闻起来有怪味。

菠萝醋

保健作用

可促进食欲，帮助消化，改善便秘，有助于治疗咽喉痛、尿道炎与膀胱炎，并能预防结石与退行性关节炎。

材料

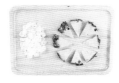

菠萝 500 克，原色冰糖 300 ~ 400 克

米醋 2 瓶（每瓶以 600 毫升计量）

做法

封存时间 60 天

1　将菠萝洗净，晾干后连皮带肉切成块状。

2　将切好的菠萝放入容器中，倒入米醋浸泡。

3　加入原色冰糖，盖上盖，密封保存 60 天。

饮用方法

菠萝醋 30 毫升，用 5 倍的凉开水稀释后饮用。每日皆可饮用，饮用次数与时间不限。

小叮咛

胃溃疡患者和胃穿孔患者都不宜饮用菠萝醋。

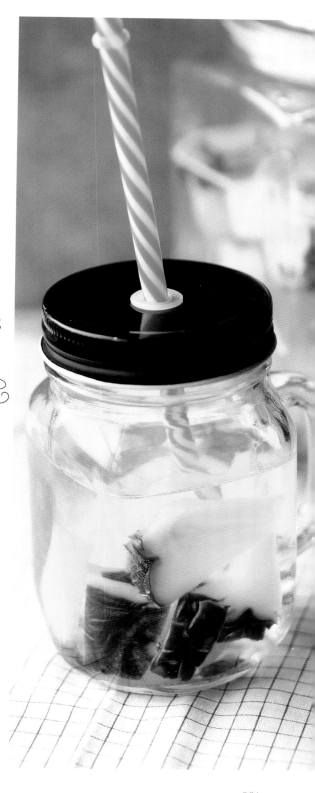

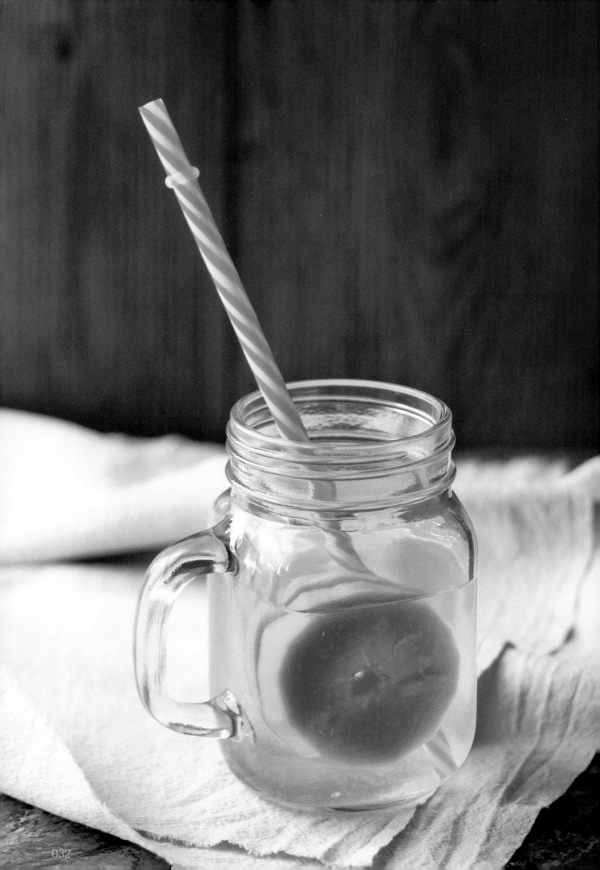

木瓜醋

保健作用

改善口干舌燥症状，养颜美容，促进肠胃消化，对胃寒虚弱者尤为温和有效。

材料

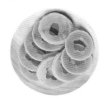

木瓜 500 克

+

糙米醋 1000 毫升

做法

1　将木瓜洗净去皮，横切成两半，掏出籽，切成圈。

2　把切好的木瓜放入容器中，再倒入糙米醋浸泡。

3　盖上盖，密封保存 2 个月后即成木瓜醋。

封存时间
2个月

饮用方法

以 5 ~ 8 倍的开水稀释，除餐后饮用外，也可以多泡一些，当作饮料饮用。

小叮咛

木瓜浸泡一段时间后，果肉会分解沉淀在容器底部，这是自然现象，所以沉淀物也可以食用。

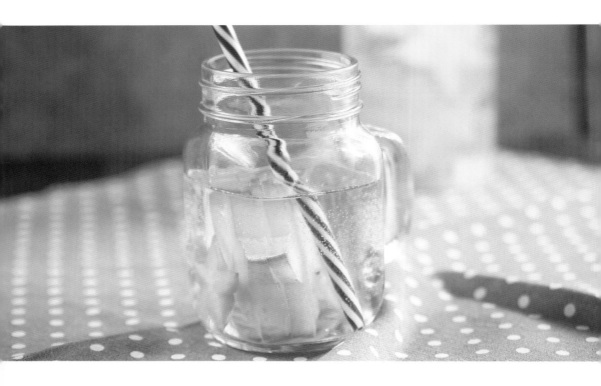

阳桃醋

保健作用

清热醒酒，利尿解毒，润肺退火，可治
疗咽喉痛与声音嘶哑。

封存时间
45 天

材料

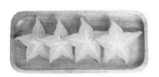

阳桃 500 克

+

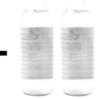

米醋 2 瓶（每瓶以
600 毫升计量）

做法

1 将阳桃洗净，自然风干后切厚片，
无须去籽。

2 将切好的阳桃放入容器中，倒入
米醋至没过阳桃。

3 盖上盖，密封保存 45 天后即成阳
桃醋。

饮用方法　每天皆可饮用，每次 30 毫升，以 5 倍的凉开水稀
释后饮用。

葡萄醋

保健作用

消炎，利尿，安胎，净血，预防血
管破裂，改善肝功能，抗氧化，并
且可以预防恶性肿瘤。

材料

葡萄 500 克　　米醋 2 瓶（每瓶以
　　　　　　　　600 毫升计量）

做法

1 将葡萄洗净，自然风
干，留果皮与籽。

封存时间 45 天

2 将葡萄放入容器中，
倒入米醋至没过葡萄。

3 盖上盖，密封保存 45 天后
即成葡萄醋。

饮用方法

每天皆可饮用，每次 30 毫升，
以 5 倍的凉开水稀释后饮用。

小叮咛

清洗葡萄时要将果蒂
去除，以免脏水滞留在蒂上。

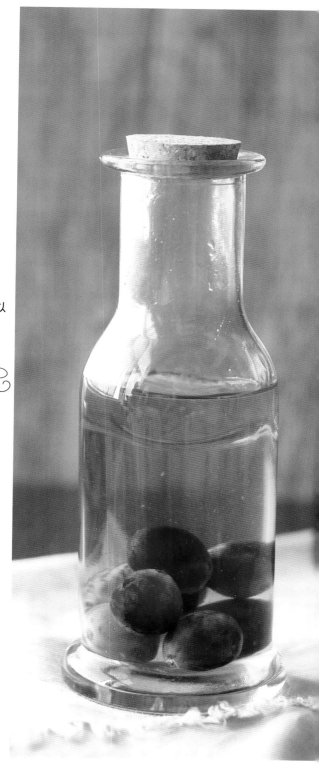

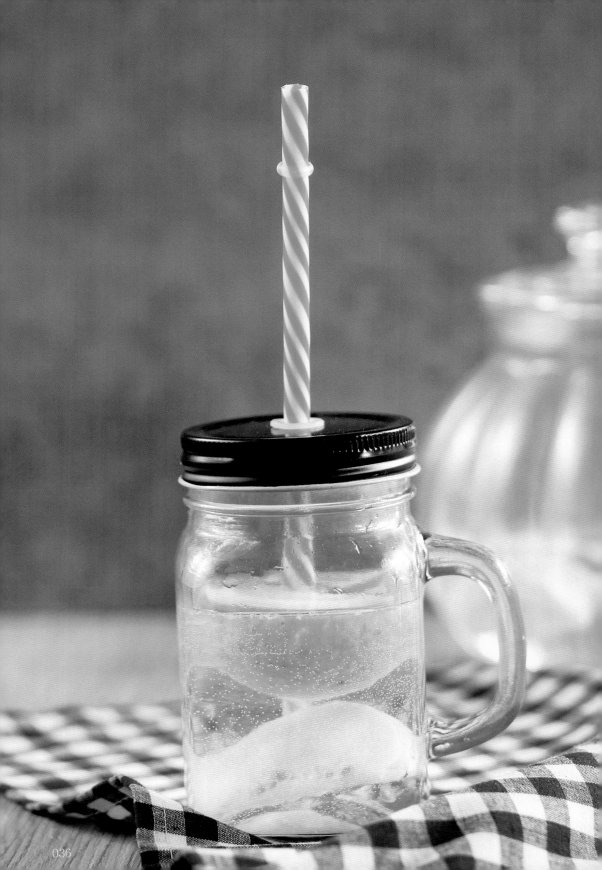

番石榴醋

保健作用

改善糖尿病，降低血压，对心血管疾病患者尤佳。

材料

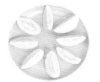

番石榴 500 克

+

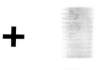

糙米醋 1000 毫升

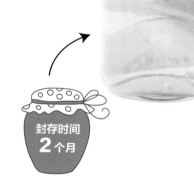

封存时间
2 个月

做法

1　将番石榴洗净，晾干后切瓣，无须去籽。

2　将切好的番石榴放入容器中，再倒入糙米醋浸泡。

3　盖上盖，密封保存 2 个月后即成番石榴醋。

饮用方法

以 5 ~ 8 倍的开水稀释，除餐后饮用外，也可以多泡一些，当作饮料饮用。

小叮咛

番石榴醋在浸泡过程中会产生醋酸菌膜，可以吃。若不想要菌膜，只需定期搅拌，不让菌膜成形即可。

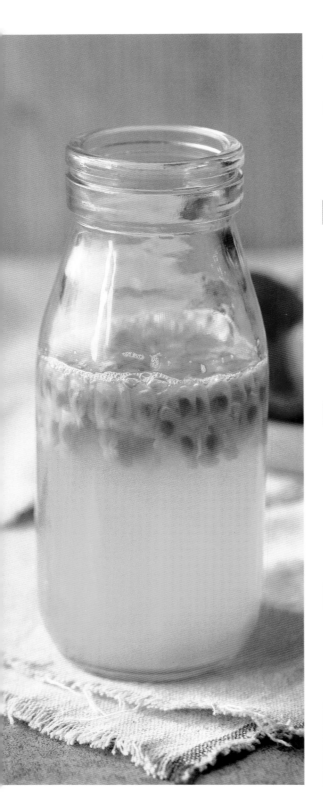

百香果醋

缓解压力,消除疲劳,预防动脉硬化,
养颜美容,增强儿童抵抗力。

材料

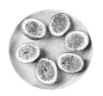

百香果 500 克　　　　糙米醋 1000 毫升

做法

封存时间
2 个月

1 将百香果洗净,切开。

2 将果肉和籽放入容器中,再倒入糙米醋浸泡。

3 盖上盖,密封保存 2 个月后即成百香果醋。

饮用方法

以 5 ~ 8 倍的开水稀释,除餐后饮用外,也可以多泡一些,当作饮料饮用。

小叮咛

可将百香果肉与籽一起用搅拌机绞碎再泡醋。

梅子醋

保健作用

排毒，排出尿酸，改善痛风，治疗恶心呕吐，调整酸性体质。

材料

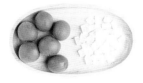

梅子 500 克，冰糖适量　　糙米醋 1000 毫升

做法

封存时间 **8个月**

1 将梅子洗净，晾干，放入容器中，倒入糙米醋浸泡，盖上盖。

2 密封保存 3 个月后才可分次酌量放入冰糖；继续存放到第 8 个月后方可饮用。

饮用方法

以 5 ~ 8 倍的开水稀释，除餐后饮用外，也可以多泡一些，当作饮料饮用。

小叮咛

梅子醋也可用作沙拉的调味酱汁。

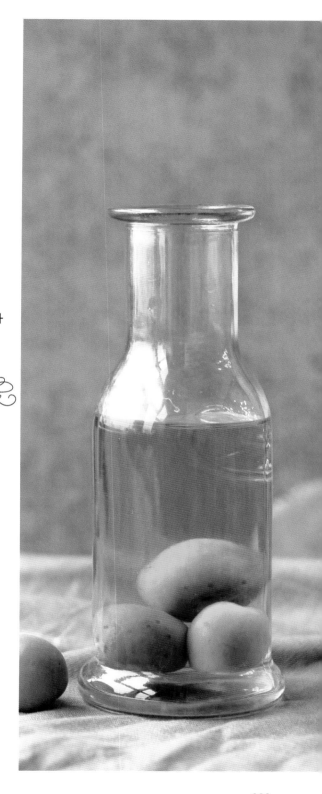

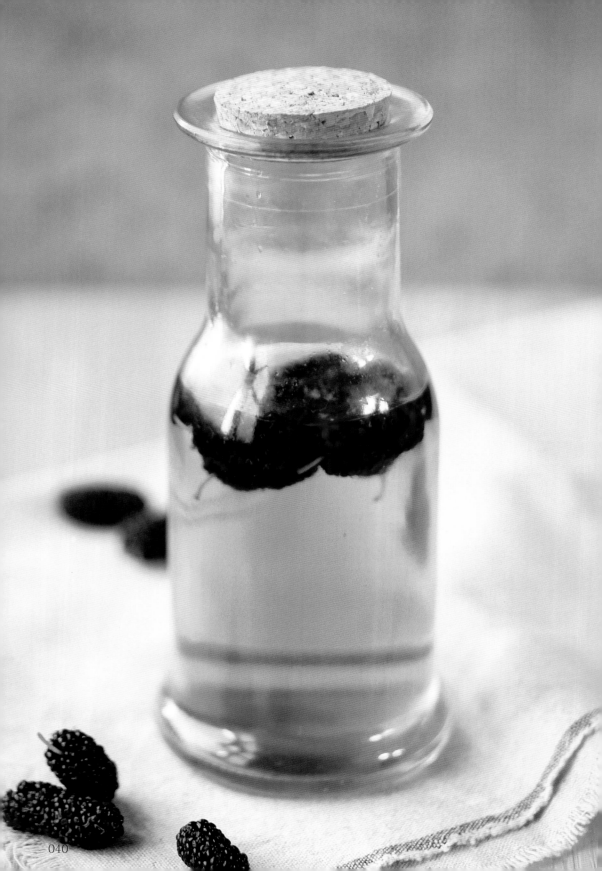

桑葚醋

保健作用

促进骨骼造血功能，滋养肾脏，改善贫血，止咳润肺，改善支气管炎。

材料

 +

桑葚 500 克　　　　糙米醋 1000 毫升

做法

1　选用当令桑葚，用开水或米酒洗净，晾干。

2　将桑葚放入容器中，再倒入糙米醋浸泡。

3　盖上盖，密封保存 2 个月以上。

封存时间 2 个月

饮用方法

以 5 ~ 8 倍的开水稀释，除餐后饮用外，也可以多泡一些，当作饮料饮用。

小叮咛

桑葚浸泡后在醋液表面会出现一层白色悬浮物，那是微生物菌膜，属于正常现象，不必担心。

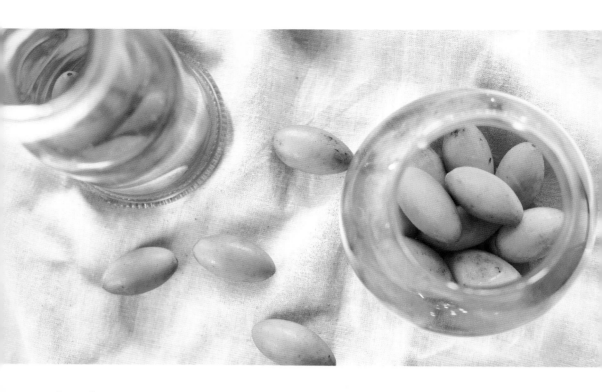

橄榄醋

保健作用

治咽喉痛，清肺，保护肠胃，避免胃寒，
预防动脉硬化。

封存时间
45天

材料

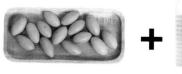

橄榄 500 克

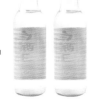

米醋 2 瓶（每瓶以
600 毫升计量）

做法

1 将橄榄洗净，放入容器中。

2 倒入米醋至没过橄榄。

3 盖上盖，密封保存 45 天后即成橄榄醋。

饮用方法 每天皆可饮用，每次 30 毫升，以 5 倍的凉开水稀
释后饮用。

桂圆醋

保健作用

补气血，益心脾，安神，能治疗神经衰弱，增强记忆力并消除疲劳。

材料

桂圆 500 克　　米醋 2 瓶（每瓶以 600 毫升计量）

做法

1 将桂圆的外壳剥掉，放入容器中。

2 倒入米醋至没过桂圆。

3 盖上盖，密封保存 45 天后即成桂圆醋。

封存时间 45 天

饮用方法

用 5 倍的凉开水稀释后饮用。

小叮咛

桂圆富含葡萄糖、果糖，故浸泡时可不放冰糖。

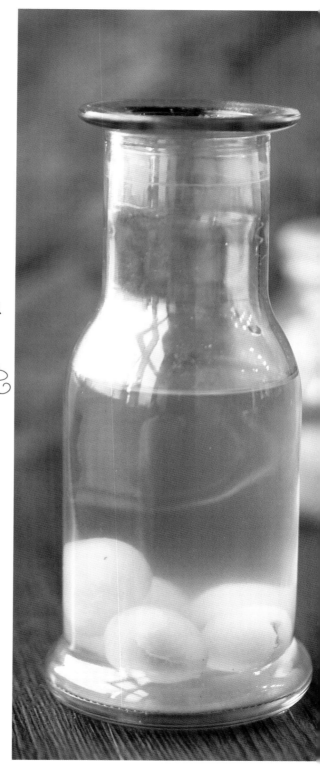

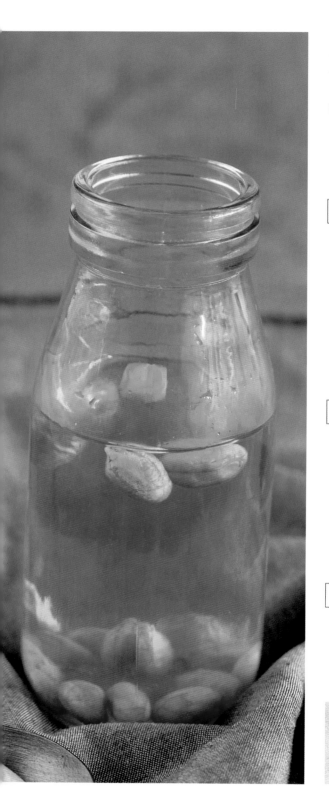

花生醋

保 健 作 用

缓解慢性疲劳、偏头痛、慢性支气管炎，治疗脚气、水肿。

材料

  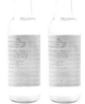

花生仁 500 克　　　　米醋 2 瓶（每瓶以 1000 毫升计量）

做法

1　将花生仁洗净，晾干。

2　将花生仁放入容器中，倒入米醋浸泡。

3　盖上盖，密封保存 45 天后即成花生醋。

封存时间 45 天

饮用方法

每天饮用 1 次，每次 30 毫升，以 5 倍的凉开水稀释后饮用。

小叮咛

选购花生仁时，以颗粒饱满的新鲜花生仁为佳。

核桃醋

保健作用

温胃止痛，补脑益智，滋润皮肤，
有助于治疗虚寒性的萎缩性胃炎。

材料

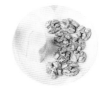

核桃仁 30 克，
生姜 100 克

米醋 250 毫升

做法

封存时间
10 天

1　将洗净的生姜去皮，切
　　细丝；将核桃仁洗净。

2　将核桃仁、姜丝放入容器中，
　　倒入米醋浸泡。

3　盖上盖，密封保存 10 天。

饮用方法

每日饭后饮用 30 毫升，以 5 倍
的凉开水稀释后饮用。

小叮咛

应选购外皮呈黄色、
色泽鲜艳、饱满的核桃仁。

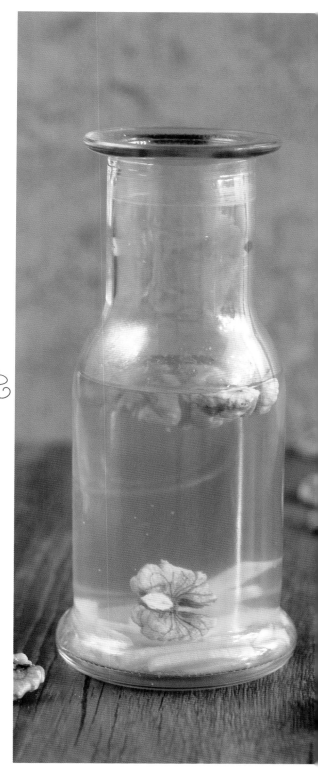

蔬菜醋

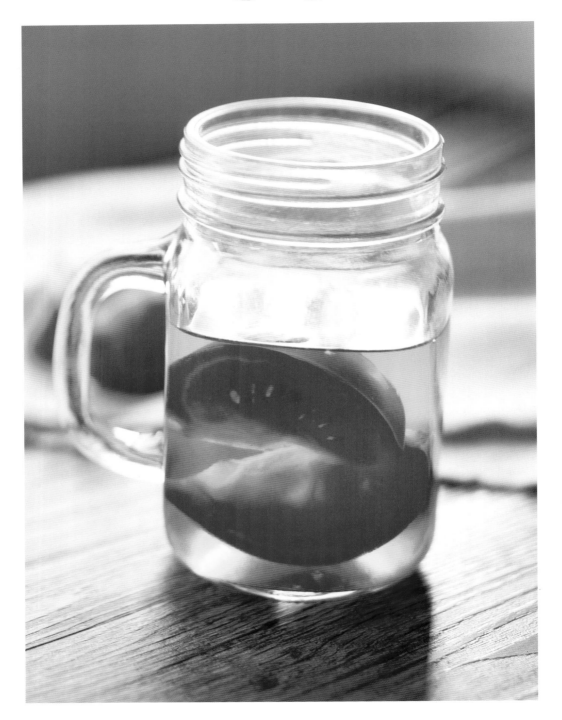

西红柿醋

保健作用

延缓衰老，清热凉血，改善胸闷，活化
胰岛功能，具有清血及控制血压的功
效，能预防白内障及老花眼。

材料

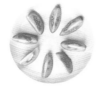

西红柿 500 克　　　米醋 2 瓶（每瓶以
　　　　　　　　　600 毫升计量）

做法

1　将西红柿洗净，沥干水分，分切成块。

2　将切好的西红柿放入容器中，倒入
　米醋浸泡。

3　盖上盖，密封保存 45 天后即成西红
　柿醋。

封存时间
45 天

饮用方法

用 5 倍的凉开水稀释后饮用。

小叮咛

选用西红柿时，应选
用成熟的西红柿，大小均可。

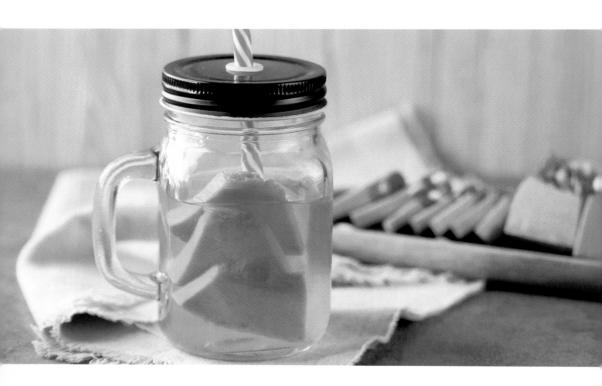

南瓜醋

预防便秘与结肠癌，预防男性前列腺肿
大，防止脱发。

封存时间
60天

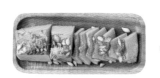

南瓜 500 克

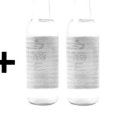

米醋 2 瓶（每瓶以
600 毫升计量）

做法

1 将南瓜洗净，待表皮风干无水分
后连皮带籽切片。

2 将切好的南瓜一起放入容器中，
倒入米醋浸泡。

3 盖上盖，密封保存 60 天。

饮用方法 每天皆可饮用，每次 30 毫升，以 5 倍的凉开水稀
释后饮用。

苦瓜醋

保健作用

促进皮肤新陈代谢，预防感冒，降血压，可治疗中暑与眼球红肿。

材料

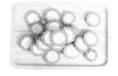

苦瓜 500 克　　　　米醋 2 瓶（每瓶以
　　　　　　　　　　600 毫升计量）

做法

封存时间 45 天

1 将苦瓜洗净，风干表面水分后切圆片。

2 将苦瓜连籽一起放入容器中，倒入米醋浸泡。

3 盖上盖，密封保存 45 天后即成苦瓜醋。

饮用方法

每天皆可饮用，每次 30 毫升，以 5 倍的凉开水稀释后饮用。

小叮咛

体质虚寒的人不宜过量饮用苦瓜醋。

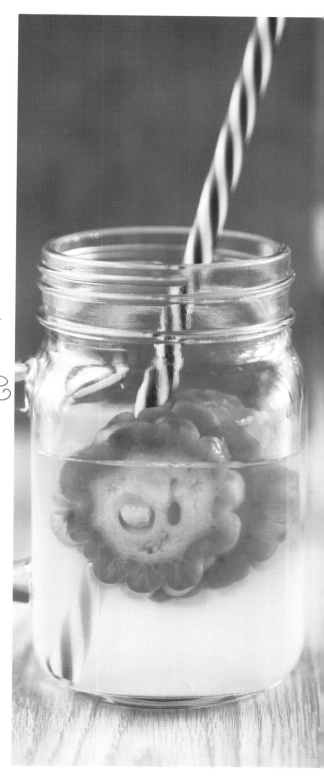

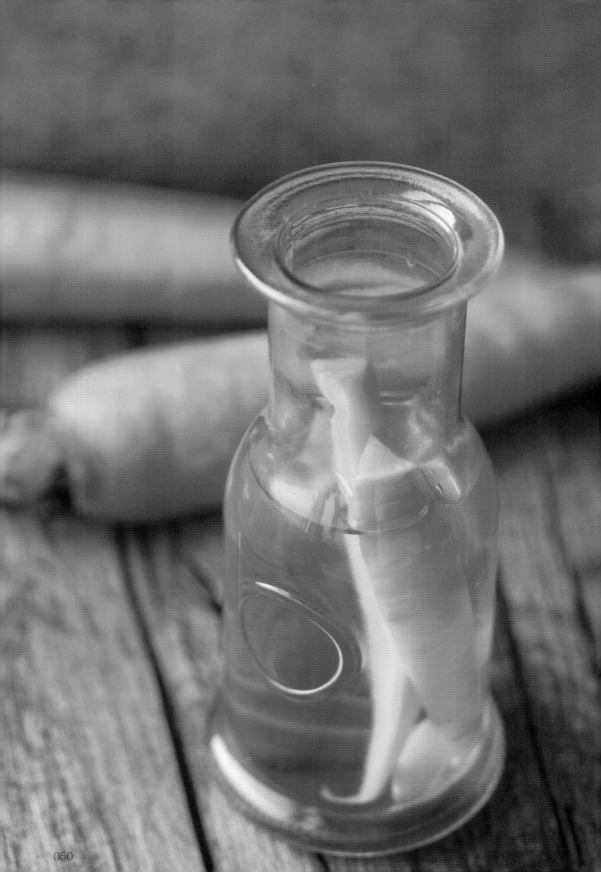

胡萝卜醋

保健作用

能降血压、血糖，提高视力，预防便秘，健发美肤，预防眼疾、呼吸道疾病，增强免疫力，抗病毒，抗肿瘤。

材料

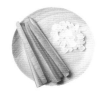

胡萝卜 500 克，原色冰糖 200 克

米醋 2 瓶（每瓶以 600 毫升计量）

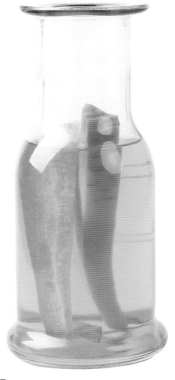

做法

1. 将胡萝卜洗净，沥干水分后切成条，不要切得太薄，无须去皮。

2. 将胡萝卜与原色冰糖一起放入容器中，倒入米醋浸泡。

3. 盖上盖，密封保存 30 天后即成胡萝卜醋。

封存时间 **30** 天

饮用方法

胡萝卜醋 30 毫升，用 5 倍的凉开水稀释后饮用。

小叮咛

如果想食用爽口清脆的醋渍胡萝卜，那么泡过醋 1 个星期的胡萝卜就可以捞出来吃，此时没有草腥味。

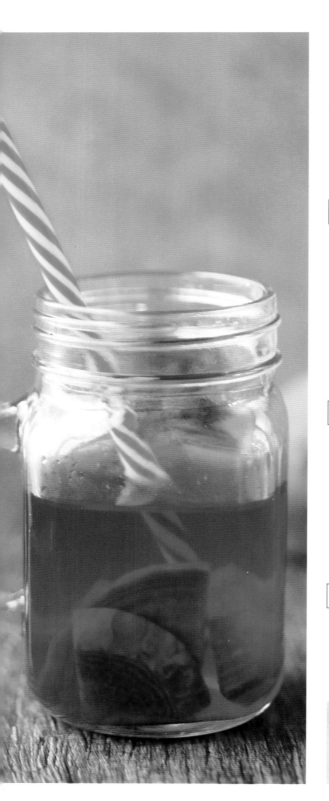

甜菜根醋

保健作用

退热，助消化，补血活气，止泻润肠，
活化肾脏。

材料

甜菜根 500 克
米醋 2 瓶（每瓶
以 600 毫升计量）

做法

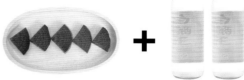

封存时间
30 天

1 将甜菜根洗净，自然风
干后去皮切块。

2 将切好的甜菜根放入容器中，
倒入米醋浸泡。

3 盖上盖，密封保存 30 天后即
成甜菜根醋。

饮用方法

每天皆可饮用，每次 30 毫升，
以 5 倍的凉开水稀释后饮用。

小叮咛

甜菜根以皮肉为深红
色或深紫红色、不长芽为佳。

牛蒡醋

保健作用

能有效缓解糖尿病，降低胆固醇，
预防卒中，消肿解毒，改善便秘。

材料

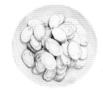 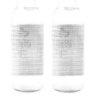

牛蒡（未经蒸煮炒炸）
500 克

米醋 2 瓶（每瓶以
600 毫升计量）

做法

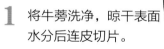

封存时间
45 天

1 将牛蒡洗净，晾干表面
水分后连皮切片。

2 将切好的牛蒡放入容器中，
倒入米醋浸泡。

3 盖上盖，密封保存 45 天以上。

饮用方法

每天饮用 1 次，每次 30 毫升，
以 5 倍的凉开水稀释后饮用。

小叮咛

以外表光滑、粗细均
匀、笔直的新鲜牛蒡为佳。

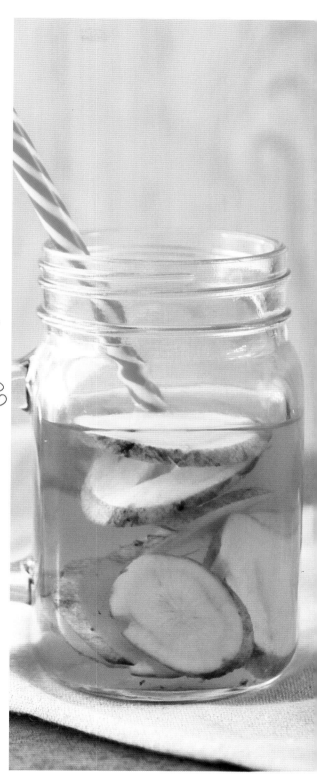

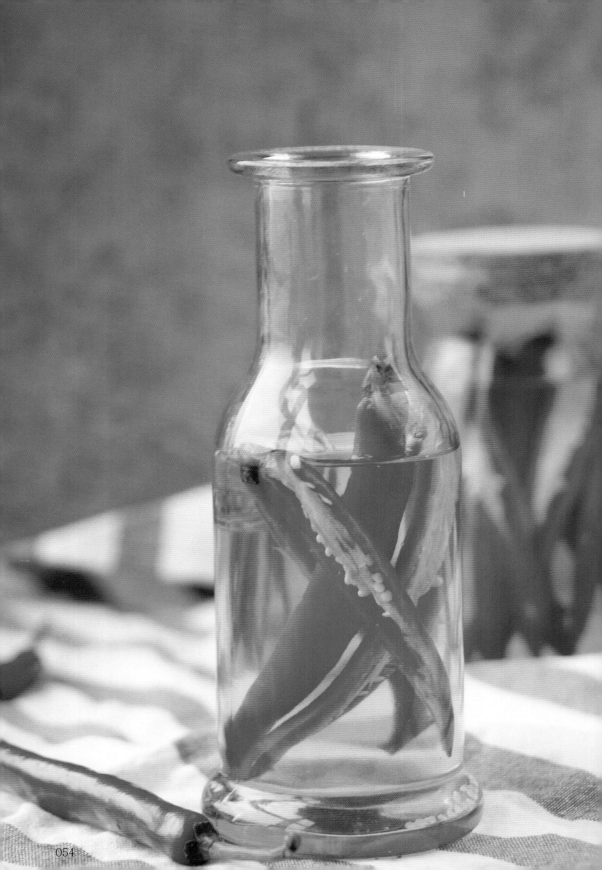

辣椒醋

保健作用

开胃健脾，对神经痛、风湿性关节炎及肠胃胀气有很好的治疗效果，并能促进肠道蠕动，以利排便。

材料

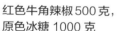

红色牛角辣椒 500 克，原色冰糖 1000 克

米醋 2 瓶（每瓶以 1000 毫升计量）

做法

1　将红色牛角辣椒洗净，风干水分，对半切开。

2　将辣椒连籽一起放入容器中，加入冰糖，倒入米醋浸泡。

3　盖上盖，密封保存 45 天后即成辣椒醋。

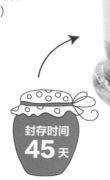

封存时间
45 天

饮用方法

辣椒醋 30 毫升，用 5 倍的凉开水稀释后饮用。

小叮咛

体质燥热，容易失眠、便秘与长期胃溃疡的人不宜饮用辣椒醋。

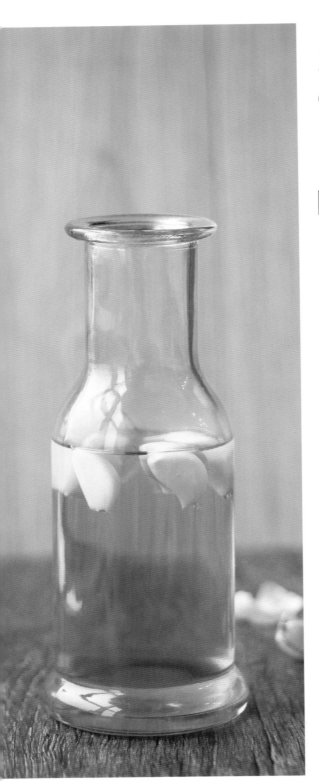

大蒜醋

保健作用

能降血压、抗癌，有助于治疗细菌性胃肠道疾病与流行性感冒，增强免疫力。

材料

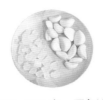

蒜头 300 克，原色冰糖 300 ~ 400 克

米醋 1 瓶（每瓶以 600 毫升计量）

做法

封存时间 **45** 天

1 蒜头无须清洗，去除外膜后放入容器中。

2 倒入米醋浸泡，再加入冰糖。

3 盖上盖，密封保存 45 天后即成大蒜醋。

饮用方法

大蒜醋 30 毫升，用 5 倍的凉开水稀释后饮用，日饮 1 次为宜。

小叮咛

浸泡初期，蒜头会变成淡绿色,这属于正常现象。

姜醋

保健作用

改善鼻塞、痛经、夜尿症、妊娠呕吐，
止咳，解热，预防脱发，并可散瘀
止痛，治疗风湿性关节炎。

材料

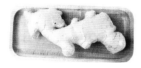 ＋

姜 300 克　　　　　米醋 1 瓶（每瓶以
　　　　　　　　　600 毫升计量）

做法

封存时间 45 天

1　把姜洗净，自然风干，
　　连皮切块。

2　把切好的姜放入容器
　　中，倒入米醋浸泡。

3　盖上盖，密封保存 45 天后
　　即成姜醋。

饮用方法

每天皆可饮用，每次取 30 毫升，
以 5 倍的凉开水稀释后饮用。

小叮咛

喜爱甜味的人，可酌
量放入 200 ~ 400 克冰糖。

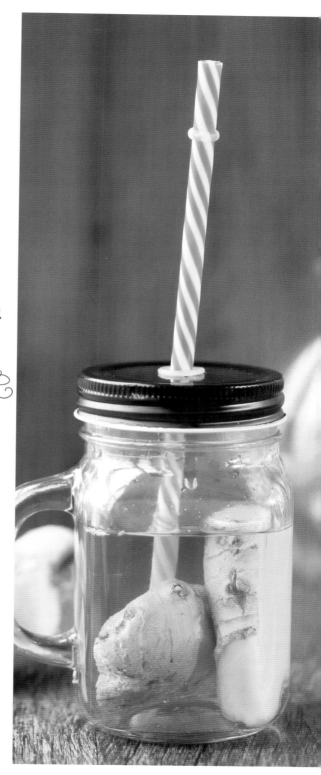

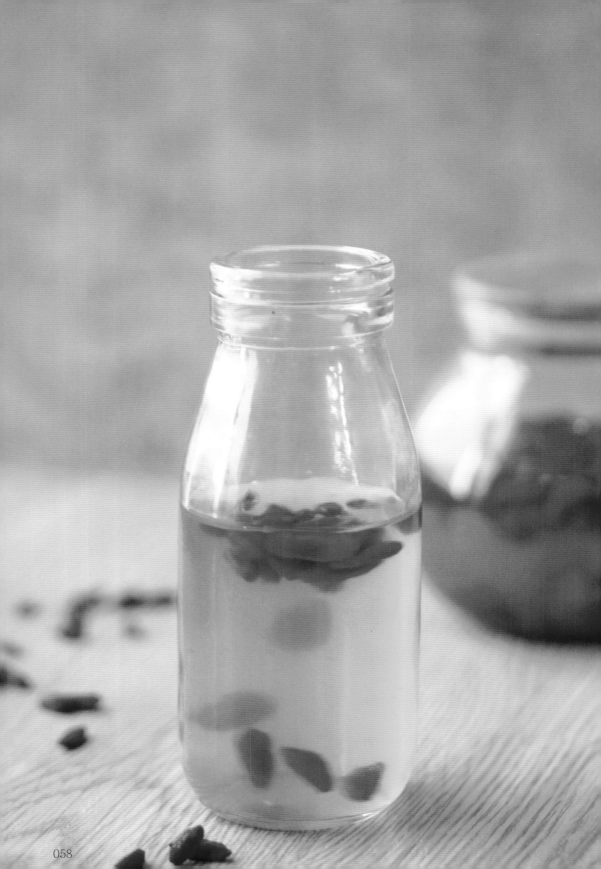

枸杞醋

保健作用

滋阴补血，益精明目，美容养颜，延缓衰老。

材料

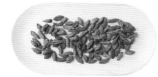

枸杞 200 克

糯米醋 400 毫升

做法

1 将枸杞洗净，沥干水分，静置至水分完全蒸发。

2 将枸杞放入容器中，倒入糯米醋浸泡。

3 盖上盖，密封保存 3 ~ 4 周。

封存时间
3~4周

饮用方法

每天皆可饮用，每次 30 毫升，以 5 倍的凉开水稀释后饮用。

小叮咛

优质枸杞颗粒适中，没有刺鼻气味，不黏手，味道甘甜，籽较少。

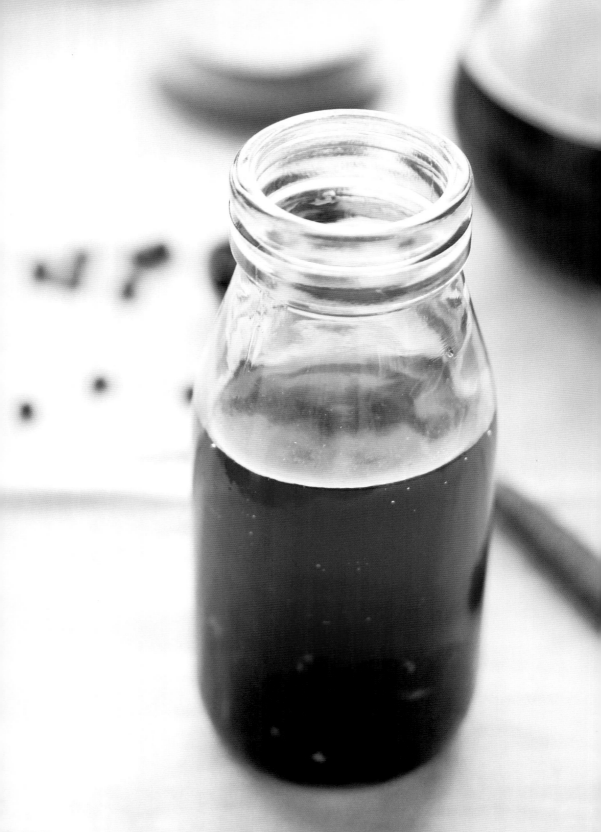

黑豆醋

保健作用

滋补肾脏，活血利尿，消水肿，有助于
治疗骨质疏松或关节退化，并能使发色
乌黑。

材料

青仁黑豆 500 克

+

米醋 2 瓶（每瓶以
1000 毫升计量）

做法

1 将青仁黑豆洗净，晾干后放入玻璃
瓶中。

2 倒入米醋浸泡（分量可按比例换算）。

3 盖上盖，密封保存 60 天。

封存时间
60 天

饮用方法

黑豆醋 30 毫升，用 5 倍的凉开水稀释后
饮用。每日皆可饮用，饮用次数与时间
不限，加入蜂蜜可提升口感。

小叮咛

黑豆浸泡一段时间后
会胀大，醋的表面会出现粉
色结块状的悬浮物，这属于
正常现象。

花草醋

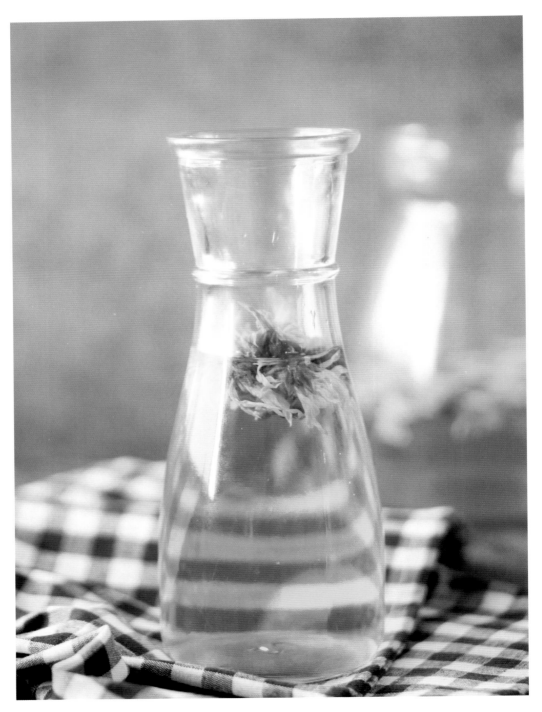

菊花醋

保健作用

清肝明目，治疗肺热咳嗽，消炎，解头
痛晕眩，降低胆固醇，消脂减肥。

材料

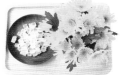

新鲜小菊花适量，原色冰糖
200 克

米醋 1 瓶（每瓶以
600 毫升计量）

做法

1 将新鲜菊花洗净，自然风干。

2 将风干过的菊花放入容器中，倒入
米醋浸泡。

3 再加入 200 克原色冰糖提味。

4 盖上盖，密封保存 7 天。

封存时间
7 天

饮用方法

每天皆可饮用，每次 30 毫升，以 5 倍的
凉开水稀释后饮用。

小叮咛

可以选用干燥过的菊
花来制作菊花醋。若是干燥
过的菊花，则无须清洗。

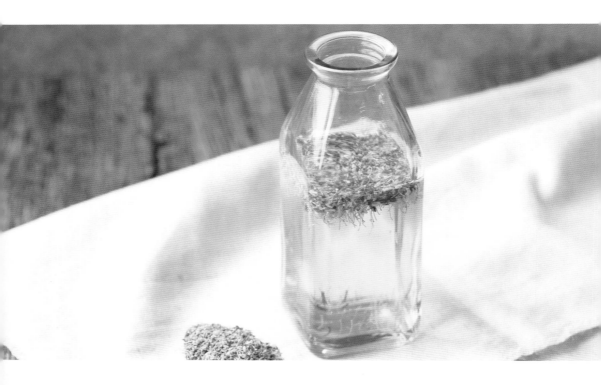

桂花醋

 保健作用

润肺，止咳化痰，降火气，消除口臭。

封存时间
7 天

材料

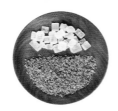 +

干桂花适量，原色冰
糖 200 克

米醋 1 瓶（每瓶以
600 毫升计量）

做法

1 将干桂花、冰糖放入容器中。

2 倒入米醋浸泡。

3 盖上盖，密封保存 7 天后即成桂
花醋。

饮用方法 每天皆可饮用，每次 30 毫升，以 5 倍的凉开水稀
释后饮用。

樱花醋

改善贫血症状，益脾养肝，增进食欲，美容养颜。

材料

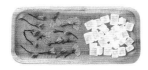

干樱花适量，原色冰糖 200 克

米醋 1 瓶（每瓶以 600 毫升计量）

做法

1 将干樱花、冰糖放入容器中。

封存时间
7 天

2 倒入米醋浸泡。

3 盖上盖，密封保存 7 天后即成樱花醋。

饮用方法

每天皆可饮用，每次 30 毫升，以 5 倍的凉开水稀释后饮用。

小叮咛

可选用新鲜樱花来制作樱花醋，味道会更佳。

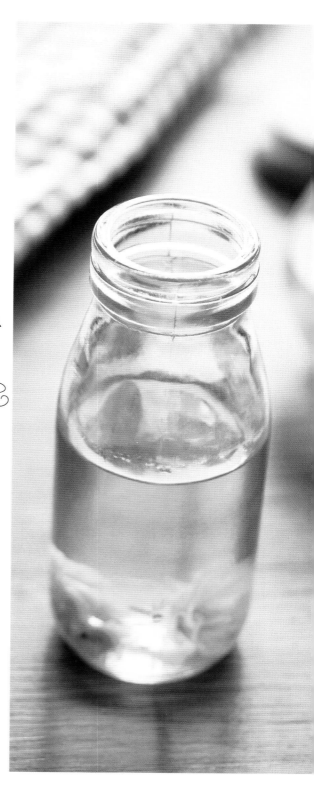

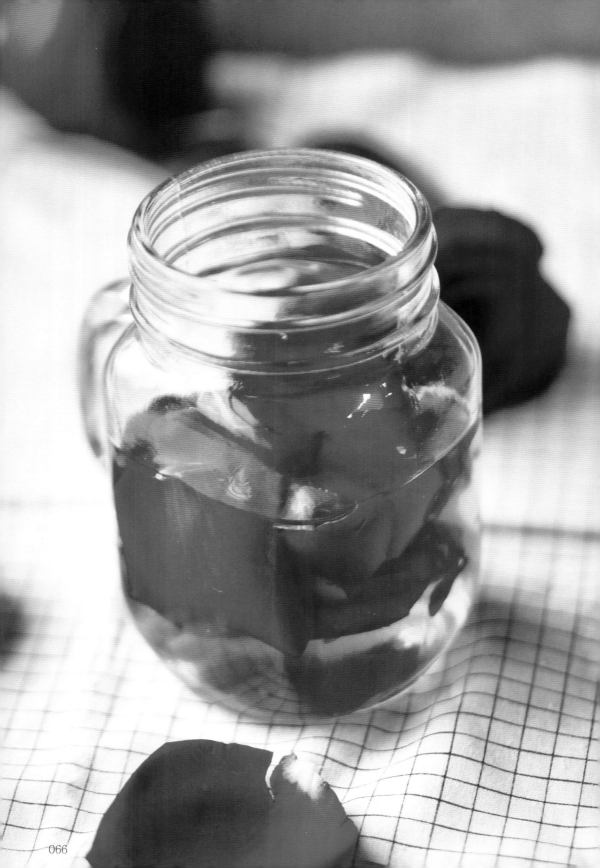

玫瑰花醋

保健作用

抗风湿，消炎，净血，调经理带，排解悲伤，提升睡眠质量，并可预防肌肤老化，帮助伤口愈合。

材料

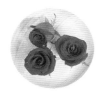

新鲜玫瑰花朵适量（量约为米醋的 1/3）

米醋 1 瓶（每瓶以600 毫升计量）

做法

1 将新鲜玫瑰花朵洗净，自然风干。

2 将风干过的玫瑰花朵放入容器中，倒入米醋浸泡。

3 盖上盖，密封保存 7 天后即成玫瑰花醋。

封存时间
7 天

饮用方法

每天皆可饮用，每次 30 毫升，以 5 倍的凉开水稀释后饮用。

小叮咛

可以选用已干燥的玫瑰花来制作玫瑰花醋，但不要购买添加了人工香料与色素的玫瑰花瓣。

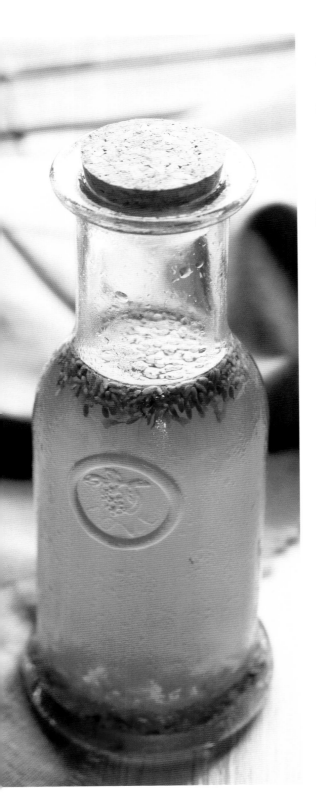

薰衣草醋

扫一扫 看视频

保健作用

净化肌肤，收缩毛孔，延缓衰老，
排毒养颜，松弛身心。

材料

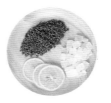

薰衣草 100 克，柠檬　　　醋 600 毫升
2 个，冰糖 300 克

做法

封存时间
45~120 天

1　将薰衣草洗净，吹干至
　　略呈枯萎状；将柠檬洗
　　净，吹干，连皮切片。

2　将薰衣草、冰糖、柠檬片放
　　入玻璃罐中，再倒入醋浸泡。

3　盖上盖，封存 45 ~ 120 天。

饮用方法

每天皆可饮用，每次 30 毫升，
以 5 倍的凉开水稀释后饮用。

小叮咛

薰衣草具有催经作用，
孕妇应该避免使用。

迷迭香醋

保健作用

增强记忆力，减脂，消除肠胃胀气，减轻腹痛，安神助眠，促进毛发生长，还能强化心脏血管的功能。

材料

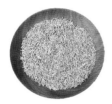

干迷迭香适量（量约为米醋的 1/3）

米醋 1 瓶（每瓶以600 毫升计量）

做法

封存时间
7 天

1 将干迷迭香放入容器中。

2 倒入米醋浸泡。

3 盖上盖，密封保存 7 天后即成迷迭香醋。

饮用方法

每天皆可饮用，每次 30 毫升，以 5 倍的凉开水稀释后饮用。

小叮咛

干迷迭香的香气虽逊于鲜品，但不影响醋饮风味。

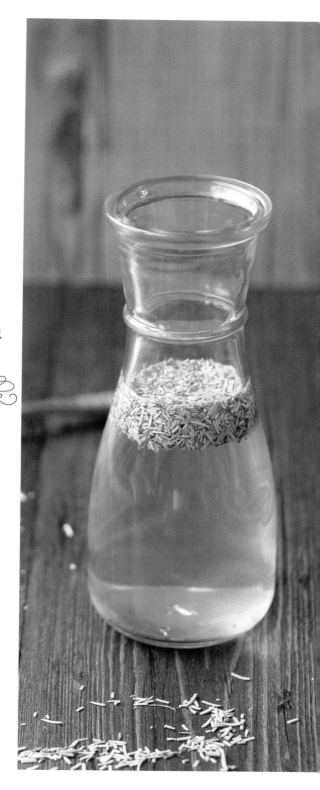

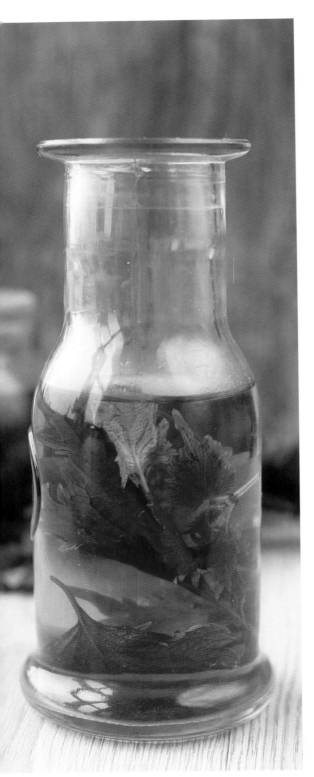

紫苏醋

保健作用

利尿、除痰，可辅助治疗感冒咳嗽与慢性支气管炎，并能安胎、去脚气。

材料

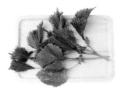

新鲜紫苏叶适量（量约为米醋的 1/5）

米醋 1 瓶（每瓶以 600 毫升计量）

做法

封存时间
7 天

1 将新鲜紫苏叶洗净，自然风干。

2 将风干过的紫苏叶放入容器中，倒入米醋浸泡。

3 盖上盖，密封保存 7 天后即成紫苏醋。

饮用方法

每天皆可饮用，每次取 30 毫升，以 5 倍的凉开水稀释后饮用。

小叮咛

紫苏叶洗净后务必风干，以免因污染而泡醋失败。

薄荷醋

保健作用

治疗感冒发热，缓解咽喉痛，消除口疮、胀气，止痒，解除肝郁，醒酒。

材料

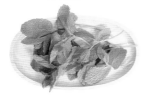

新鲜薄荷叶适量（量约为米醋的 1/5）

米醋 1 瓶（每瓶以 600 毫升计量）

做法

1 将新鲜薄荷叶洗净，自然风干。

封存时间 7 天

2 将风干过的薄荷叶放入容器中，倒入米醋浸泡。

3 盖上盖，密封保存 7 天后即成薄荷醋。

饮用方法

每天皆可饮用，每次 30 毫升，以 5 倍的凉开水稀释后饮用。

小叮咛

也可用干薄荷叶来制作薄荷醋，只是香气稍逊。

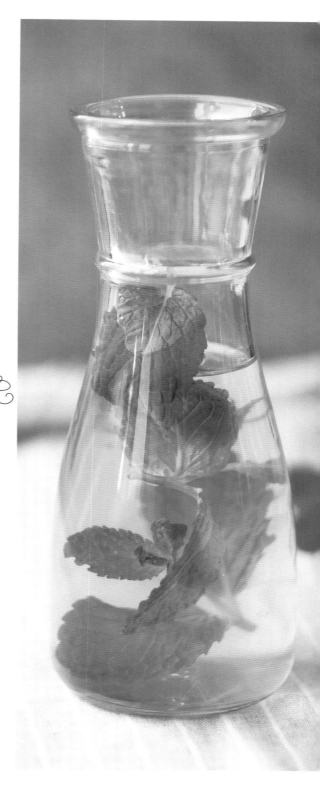

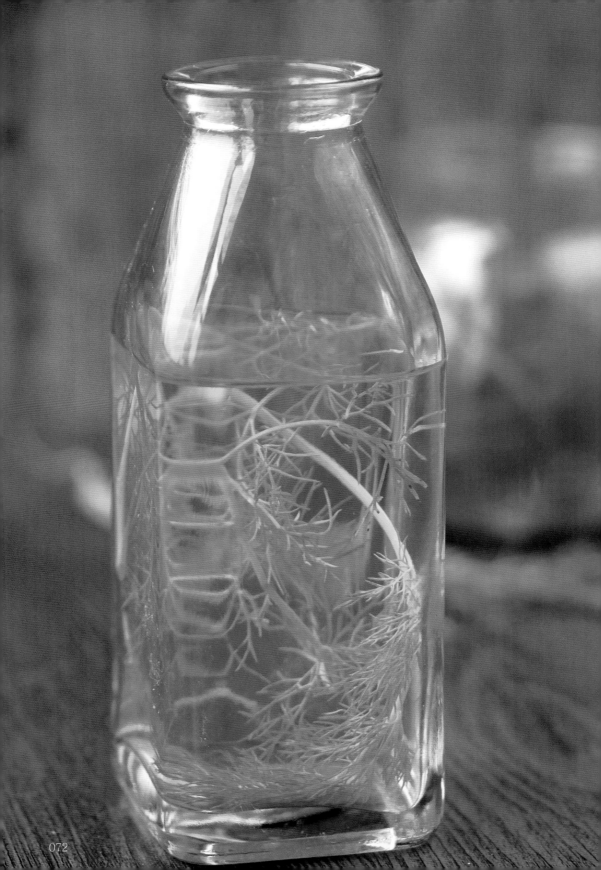

茴香醋

保健作用

缓解因肾虚而引发的腰痛，消除肠气、胃闷痛，洁净肌肤，有助于减肥。

材料

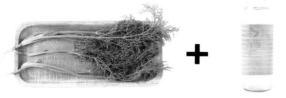

新鲜茴香 3 株　　　　醋 400 毫升

做法

1　将新鲜茴香洗净，自然风干。

2　将风干过的茴香放入玻璃罐中，倒入醋至没过茴香。

3　盖上盖，密封保存 10 天后即可饮用。

封存时间
10 天

饮用方法

以 5 倍的凉开水稀释后饮用，但每天不可超过 10 毫升。

小叮咛

　　饮用茴香醋虽能健胃理气，但短期内不宜大量饮用，且阴虚火旺者不宜饮用，以免伤目、长疮。

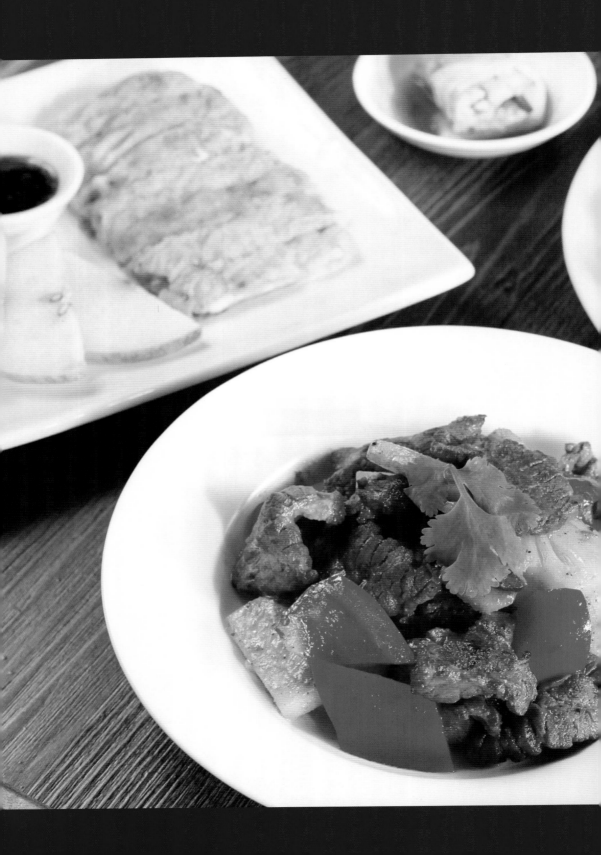

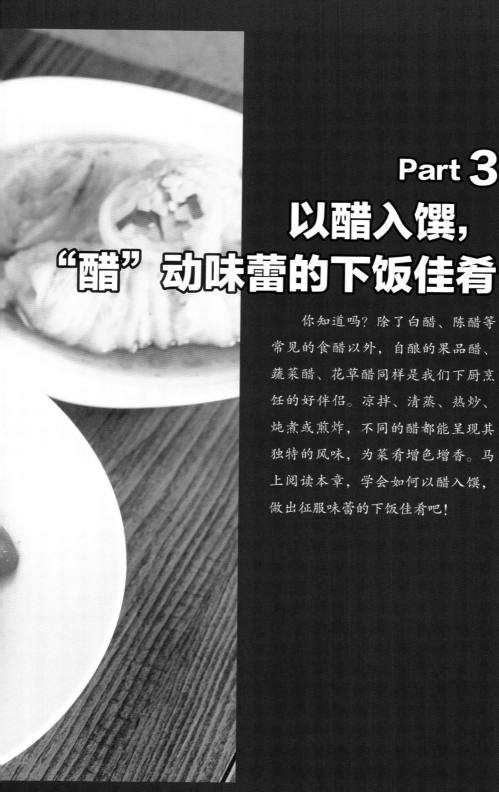

Part 3
以醋入馔，
"醋"动味蕾的下饭佳肴

你知道吗？除了白醋、陈醋等常见的食醋以外，自酿的果品醋、蔬菜醋、花草醋同样是我们下厨烹饪的好伴侣。凉拌、清蒸、热炒、炖煮或煎炸，不同的醋都能呈现其独特的风味，为菜肴增色增香。马上阅读本章，学会如何以醋入馔，做出征服味蕾的下饭佳肴吧！

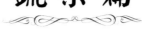

蔬果篇

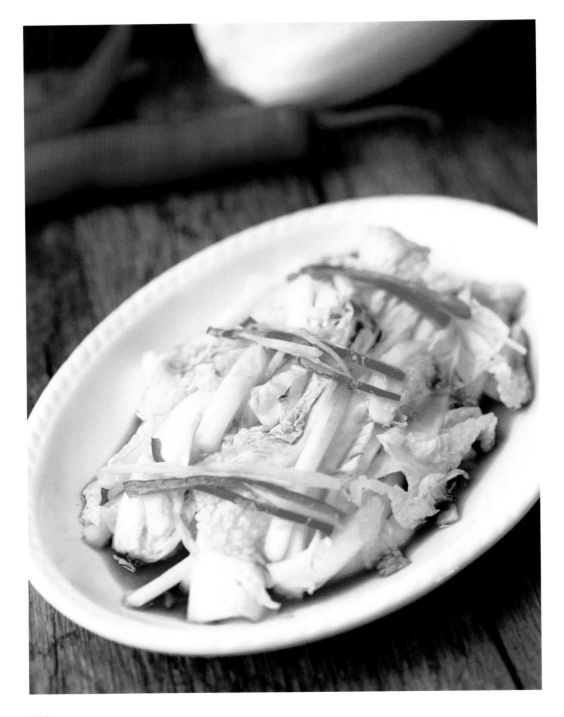

糖醋辣白菜 【制作时间：35 分钟】

材料

白菜 .... 150 克
红椒 .... 30 克
姜丝 ....少许

调料

盐 .... 3 克
花椒 ....少许
陈醋 .... 15 毫升
白糖 .... 2 克
食用油 ....适量

做法

1 将洗好的白菜切去根部，切去多余的菜叶，菜梗切成粗丝。

2 将洗净的红椒切开，去籽，切细丝。

3 取一碗，放入切好的白菜，用盐腌渍 30 分钟。

4 起油锅，倒入花椒爆香，将花椒捞出，倒入姜丝、红椒丝，翻炒片刻，盛出。

5 锅底留油烧热，加入陈醋、白糖，炒匀，待白糖完全溶化，倒出汁水，待用。

6 用凉开水洗去白菜多余的盐分，沥干后装碗。

7 碗中倒入调好的汁水，撒上红椒丝和姜丝，拌至入味，摆好盘即可。

小叮咛

腌渍白菜的时间不宜太长，否则不仅会影响口感，还会使味道过咸。

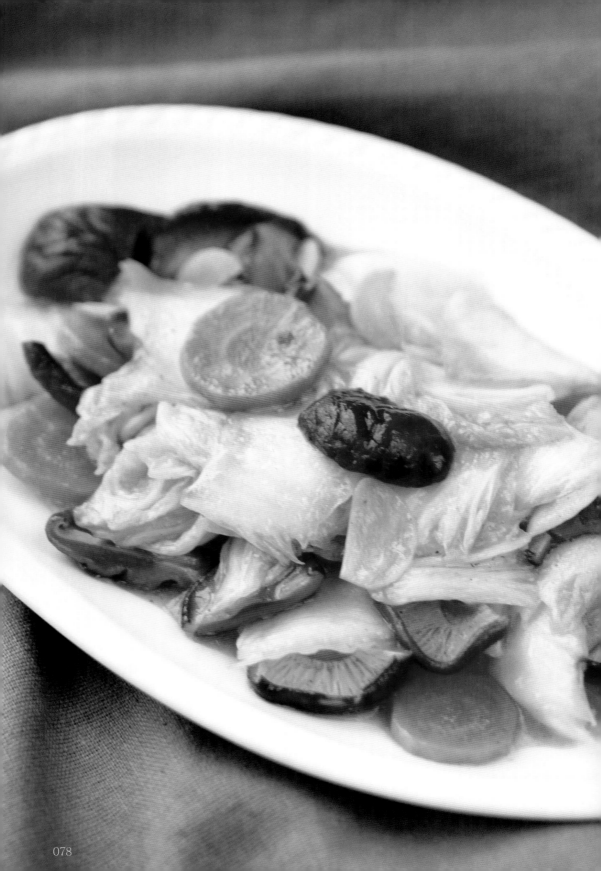

醋香白菜 【制作时间：6分钟】

材料

白菜 .... 300 克
胡萝卜 .... 50 克
干香菇 .... 20 克
大蒜 ....适量

调料

盐 .... 3 克
白醋 ....5 毫升
生抽 ....10 毫升
枸杞醋 ....10 毫升
水淀粉 ....10 毫升
胡椒粉 ....少许
食用油 ....适量

做法

1 将白菜洗净，切去根部，掰开，斜刀切片。

2 将胡萝卜去皮洗净，切片。

3 将干香菇泡软洗净，去柄，斜刀切片。

4 将去衣的大蒜切片。

5 锅中倒油烧热，下蒜片爆香，放入白菜、胡萝卜、香菇炒熟。

6 加入盐、白醋、生抽、枸杞醋、胡椒粉，拌炒均匀。

7 起锅前淋入水淀粉，勾薄芡即可。

小叮咛

白菜性偏寒凉，胃寒腹痛的人不能多吃。

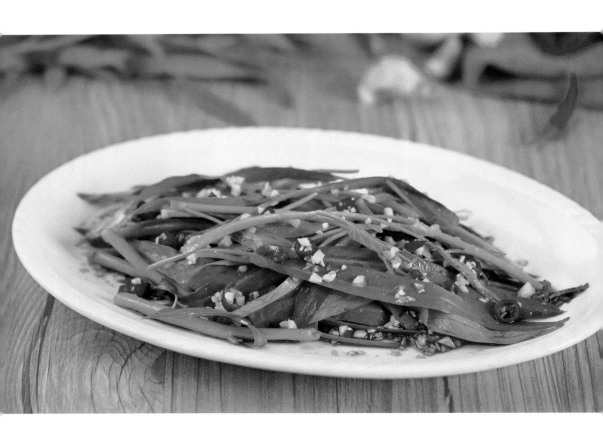

酸辣空心菜

【制作时间：4分钟】

| 材料 | 空心菜 600 克，红椒 15 克，蒜末少许 | 调料 | 盐 2 克，陈醋 15 毫升，辣椒油少许，食用油适量 |

做法

1　将洗净的红椒切圈；将洗净的空心菜切成两段。

2　锅中注水烧开，加入食用油，放入切好的空心菜煮 2 分钟，捞出沥干，装碗备用。

3　用油起锅，倒入蒜末、红椒圈，炒香，加入盐和少许清水，拌匀煮沸，加入陈醋、辣椒油，炒成味汁。

4　把味汁浇在空心菜上，拌至入味，装盘即成。

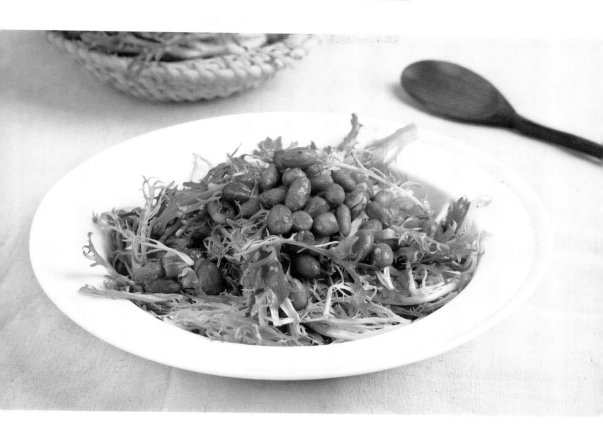

老醋拌苦菊 【制作时间: 2分钟】

| 材料 | 苦菊 200 克，炸花生米 50 克 | 调料 | 盐、生抽、芝麻油各少许，白糖 3 克，陈醋 15 毫升 |

做法

1 将洗净的苦菊沥干备用。

2 取一碗，放入苦菊、炸花生米，加入盐、生抽、白糖。

3 淋上陈醋、芝麻油，拌匀，装盘即成。

小叮咛

洗好的苦菊要沥干水分后再凉拌，这样其味道才不会被多余的水分稀释。

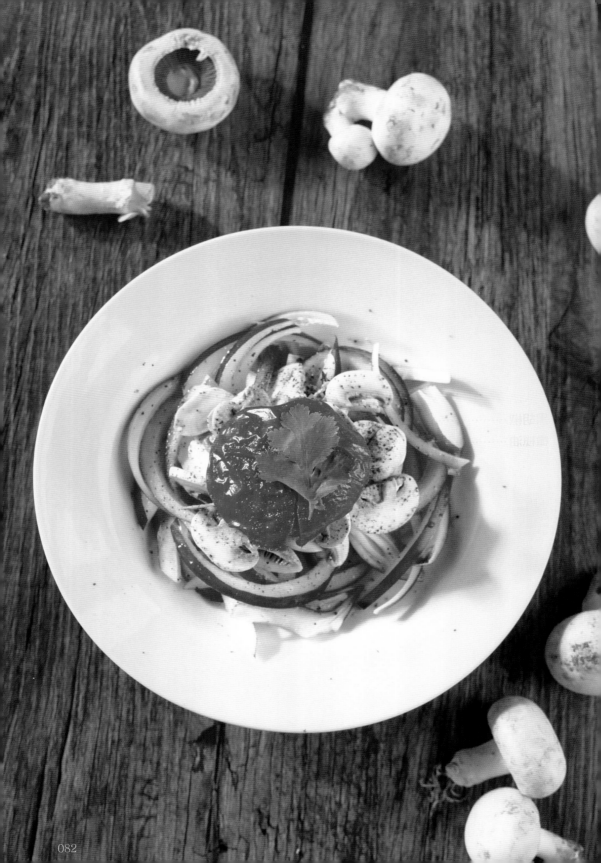

西红柿蘑菇塔

【制作时间：6 分钟】

扫一扫 看视频

材料

西红柿 ·························· 1 个
蘑菇 ······························ 适量
洋葱 ······························ 适量
香菜 ···························· 少许

调料

糙米醋 ··················· 50 毫升
黑胡椒 ······················· 少许
橄榄油 ······················· 少许
盐 ···························· 少许

做法

1 将糙米醋、橄榄油、盐拌匀，调成油醋汁。

2 将西红柿洗净，在底部划十字刀，切开去芯，放入烤箱，烤至表皮微皱，取出备用。

3 将洗净的洋葱切成细丝。

4 将洗好的蘑菇去柄，切片，放入沸水中烫一下，捞出沥干。

5 将洋葱、蘑菇、西红柿依次排入盘中，叠成宝塔状。

6 淋入油醋汁，撒上黑胡椒，点缀上香菜即可。

小叮咛

最好选用表皮带有茶色纹理的洋葱。

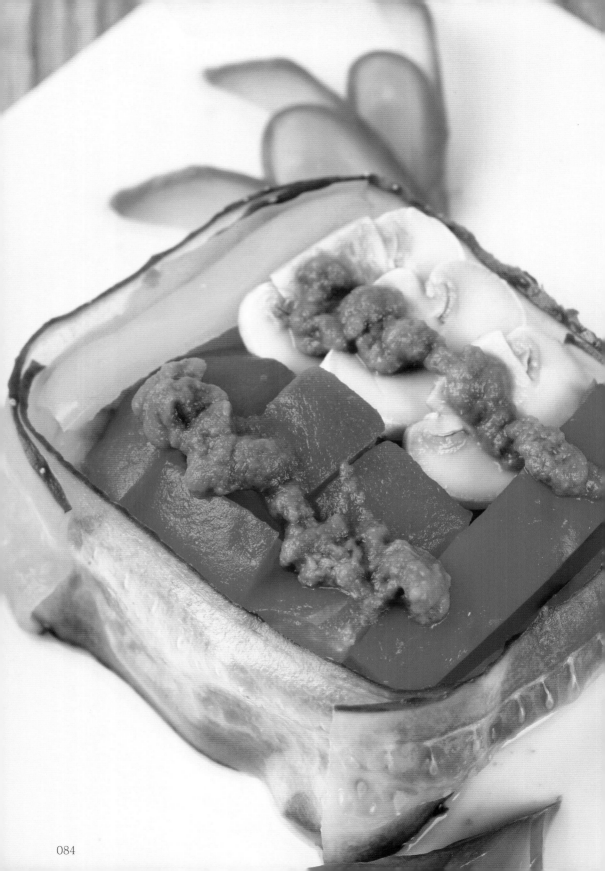

五彩蔬菜盒 【制作时间：20 分钟】

材料

西红柿 ································· 1 个
红甜椒 ································· 1 个
黄甜椒 ································· 1 个
小黄瓜 ································· 1 根
蘑菇 ····································适量

调料

柠檬醋 ····························· 10 毫升
青酱 ····································适量
橄榄油 ································适量

做法

1 将西红柿表面划上十字刀，放入沸水中略烫，捞出后去蒂去皮，切丁。

2 将红甜椒、黄甜椒洗净，去蒂去籽，切条，放入微波炉中烤至表皮微皱。

3 将洗净的小黄瓜切成长薄片；将洗净的蘑菇切片。

4 锅中倒入橄榄油烧热，放入切好的蘑菇，炒至上色变软，盛出。

5 用锡纸制成方形模具，以小黄瓜围边，再将各种蔬菜排入，取走方形模具。

6 将青酱挤在五彩蔬菜盒上，最后淋入柠檬醋即可。

小叮咛

自制青酱是将松仁、核桃仁及大蒜放入搅拌机打碎，再加橄榄油、罗勒、乳酪打匀而成的。

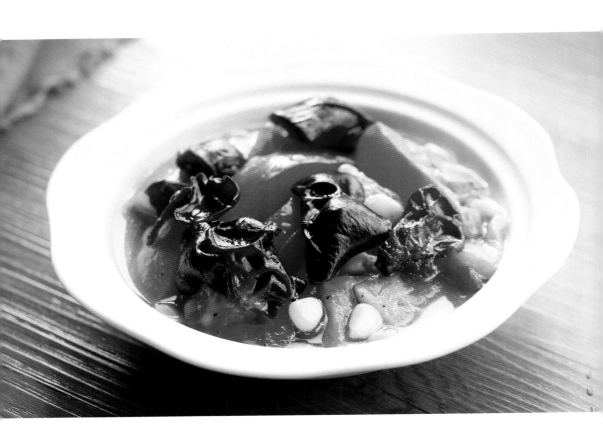

三色凉拌 【制作时间：3分钟】

| 材料 | 西红柿 100 克，魔芋豆腐 200 克，水发黑木耳 20 克，玉米粒适量 |
| 调料 | 西红柿醋 20 毫升，橄榄油 10 毫升，黑胡椒、盐各 3 克 |

做法

1 将洗净的西红柿切块。

2 将洗净的魔芋豆腐切片。

3 锅中注入适量清水烧开，放入魔芋豆腐，煮 2 分钟至水沸腾，再放入水发黑木耳、洗净的玉米粒，煮至食材熟透，捞出沥干，放凉。

4 将西红柿、魔芋豆腐、黑木耳、玉米粒放入大碗中。

5 加入西红柿醋、橄榄油、黑胡椒、盐，拌匀，装盘即成。

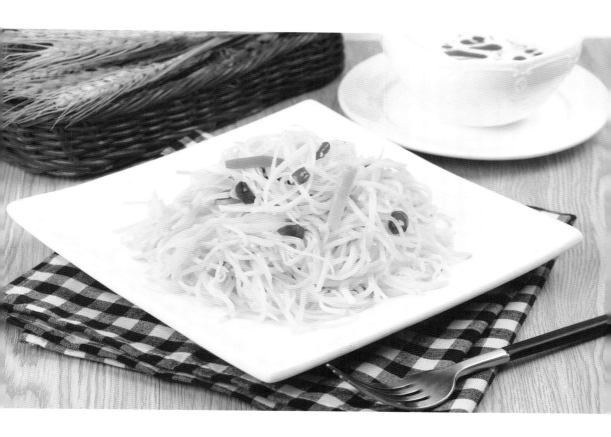

酸辣土豆丝 【制作时间：15 分钟】

材料	土豆 1 个，干辣椒 6 个，葱 10 克，蒜瓣 3 个

调料	盐 2 克，白醋 15 毫升，食用油适量

做法

1 将土豆削皮，切细丝，放入水中浸泡，去除部分淀粉。

2 将洗净的干辣椒、葱均切成段；将去衣的蒜瓣切末。

3 从水中捞出土豆丝，沥干后放入沸水锅中焯水 30 秒，捞出。

4 热锅注油，放入蒜末、干辣椒，爆香，放入土豆丝，快速翻炒均匀。

5 加入盐、葱段，淋入白醋，快速炒匀调味，盛盘即可。

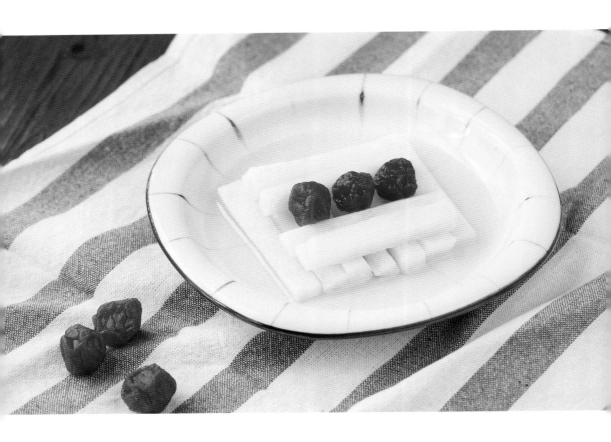

梅子山药 【制作时间: 18 分钟】

| 材料 | 山药 300 克，梅干 20 克 | 调料 | 梅子醋 30 毫升 |

做法

1 将山药去皮洗净，切成条状。

2 锅中注入适量清水烧开，放入山药
   烫 10 ~ 15 秒，捞出沥水，排盘
   备用。

3 梅干装碗，加入梅子醋拌匀，调成
   味汁。

4 将味汁淋在山药上，腌渍 15 分钟
   即可食用。

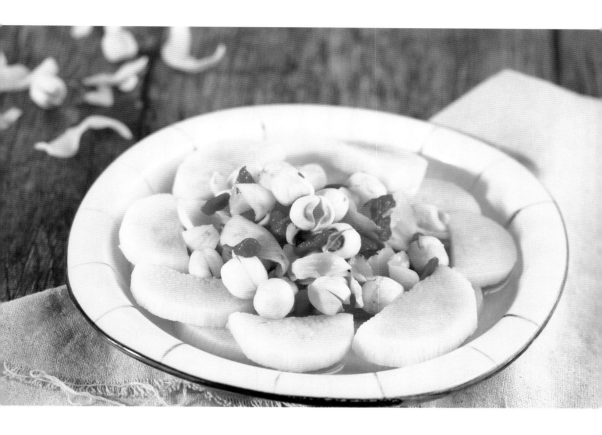

百合蜜酿山药

【制作时间: 28 分钟】

扫一扫 看视频

材料	山药 100 克，干百合、莲子各适量，枸杞 10 克

调料	枸杞醋 20 毫升，蜂蜜适量

做法

1 将干百合、莲子加清水浸软。

2 将山药去皮洗净，切厚片。

3 先将山药放入沸水中烫 10 ~ 15 秒，捞起，再放入冰水中冰镇一下，捞出备用。

4 将百合、莲子和枸杞用清水冲洗干净，再与山药一起装盘，上蒸锅蒸约 20 分钟，取出。

5 将枸杞醋、蜂蜜混拌，直至变成黏稠状，即成味汁。

6 将味汁淋在蒸好的食材上即可。

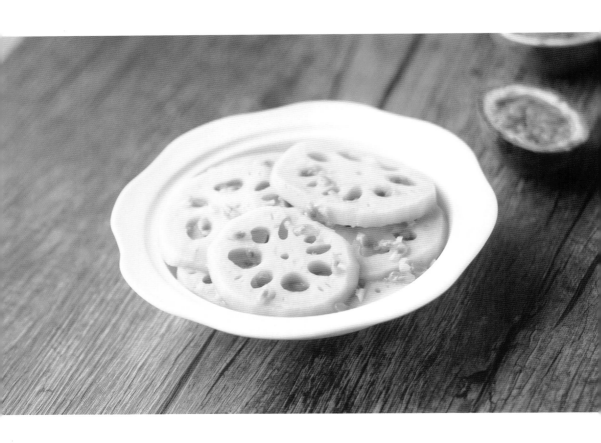

醋香藕片 【制作时间：15分钟】

材料	莲藕 300 克，姜末适量

调料	白醋 5 毫升，盐 2 克，白糖 5 克，百香果醋 15 毫升

做法

1 将莲藕去皮洗净，切成薄片。

2 将莲藕放入容器中，加入白醋和适量清水，浸泡约 10 分钟。

3 锅置火上，倒入适量清水，煮沸，放入莲藕烫熟，捞出。

4 将莲藕放入冰水中冰镇一下，捞出，沥干水分，待用。

5 将莲藕、姜末一同装碗，加入盐、白糖、百香果醋，拌匀，摆好盘即成。

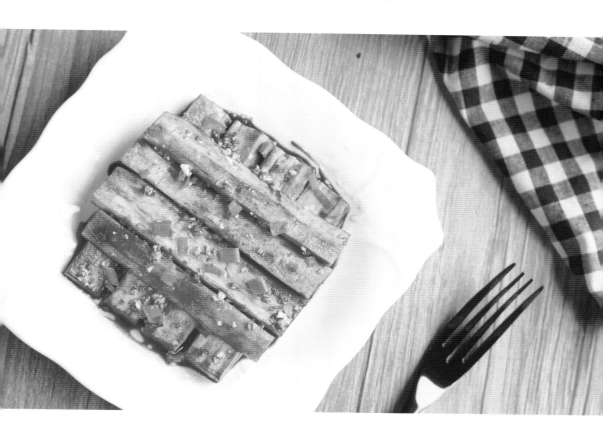

醋香蒸茄子　【制作时间：15分钟】

材料	茄子 200 克，蒜末、葱花各少许	调料	盐 2 克，生抽 5 毫升，陈醋 5 毫升，芝麻油 2 毫升，食用油适量

做法

1　将洗净的茄子去皮，切成条。

2　把切好的茄子放入盘中，摆放整齐。

3　将蒜末倒入碗中，加入盐、生抽、陈醋、芝麻油，拌匀，调成味汁，浇在茄子上。

4　把茄子放入烧开的蒸锅中，盖上锅盖，用大火蒸 10 分钟至熟透。

5　取出蒸好的茄子，趁热撒上葱花，浇上热油即可。

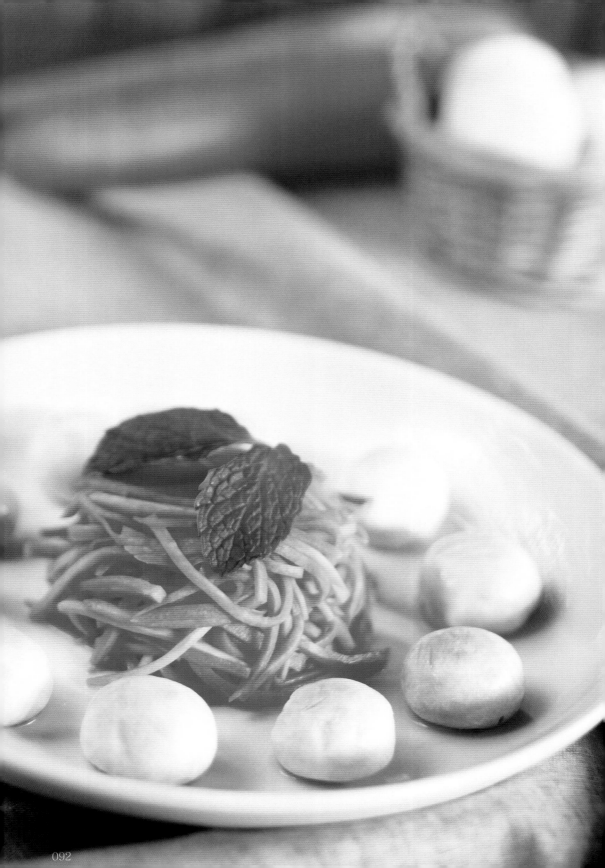

醋渍胡萝卜小蘑菇 【制作时间：100分钟】

材料

蘑菇 ⋯⋯⋯⋯⋯⋯⋯⋯⋯ 200 克
胡萝卜 ⋯⋯⋯⋯⋯⋯⋯⋯⋯适量

调料

橙子醋 ⋯⋯⋯⋯⋯⋯⋯⋯ 100 毫升
橄榄油 ⋯⋯⋯⋯⋯⋯⋯⋯⋯适量
盐 ⋯⋯⋯⋯⋯⋯⋯⋯⋯⋯⋯少许

做法

1 将胡萝卜去皮洗净，切成丝，用一半橙子醋腌渍 30 分钟，装盘。

2 锅中倒入适量清水煮沸，放入蘑菇汆烫一下，捞出。

3 将另一半橙子醋和少许盐放入汆烫过蘑菇的热水中，待冷却后再放入蘑菇，并加入橄榄油。

4 捞出蘑菇，将蘑菇放入冰箱中冷藏 1 小时。

5 取出冷藏好的蘑菇，放入摆有胡萝卜丝的盘中即可。

小叮咛

最好选用色泽鲜嫩，表皮、肉质和心柱均呈橘红色的胡萝卜。

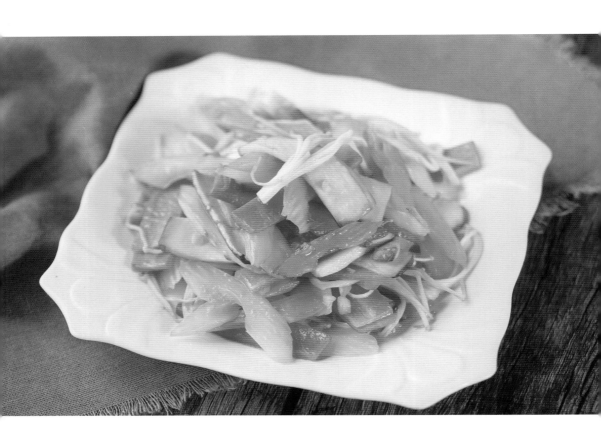

双菇炒西芹　【制作时间：4 分钟】

材料	西芹 200 克，杏鲍菇、金针菇、胡萝卜各 50 克，蒜末少许

调料	葡萄柚醋 20 毫升，芝麻油少许，盐 3 克，食用油适量

做法

1　将西芹洗净，刮去老茎，切斜片。

2　将胡萝卜去皮洗净，切长片。

3　将杏鲍菇洗净，切长片，与洗好的金针菇一同沥干水分。

4　起油锅，下蒜末爆香，先放入胡萝卜和杏鲍菇炒软，再放入西芹略炒，最后放入金针菇拌炒。

5　炒熟后加入葡萄柚醋、芝麻油、盐，炒匀即可。

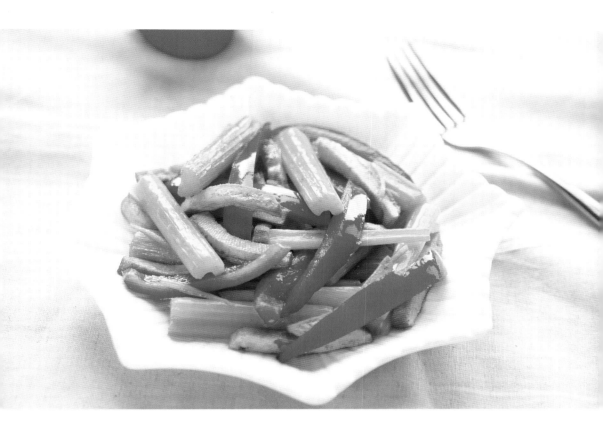

素三丝 【制作时间：5 分钟】

材料	西芹 200 克，豆干、红甜椒各 50 克，姜丝少许

调料	苹果醋、生抽各 10 毫升，芝麻油 5 毫升，食用油适量

做法

1 将洗净的西芹切长段。

2 将洗净的红甜椒去蒂去籽，切成长条。

3 将洗好的豆干切成长条。

4 锅置火上，倒入适量食用油烧热，下姜丝爆香，放入西芹、豆干、红甜椒，拌炒至熟。

5 加入苹果醋、生抽，淋入芝麻油，炒匀，盛出装盘即可。

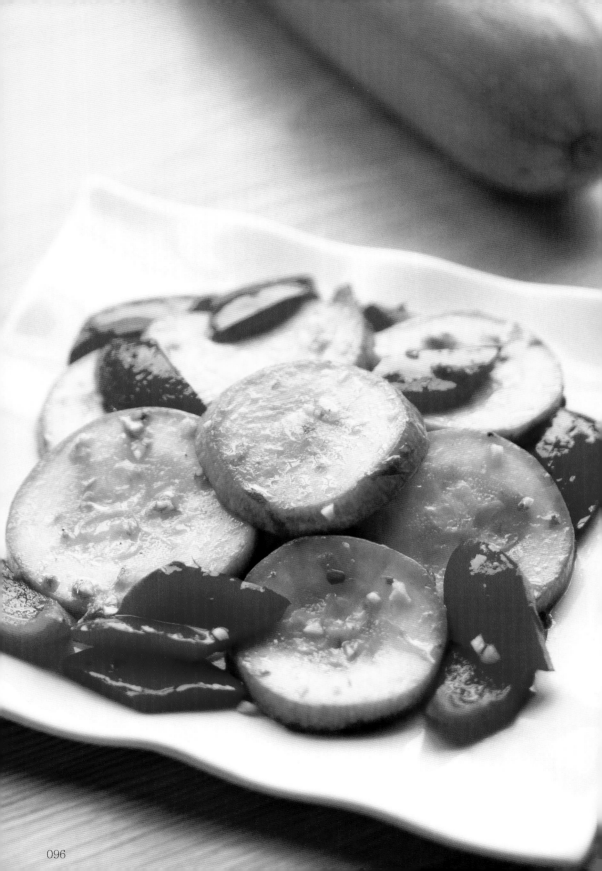

醋熘西葫芦 【制作时间：2分钟】

材料

西葫芦 .... 150 克
红甜椒 .... 50 克
姜末 ....少许
蒜末 ....少许

调料

盐 .... 2 克
白糖 .... 2 克
陈醋 .... 5 毫升
水淀粉 ....适量
食用油 ....适量

做法

1 将洗净的西葫芦切成圆片。

2 将洗好的红甜椒去蒂，对半切开后去籽，切成菱形片。

3 水烧开，加入食用油，倒入西葫芦煮1分钟至其断生，捞出沥干，待用。

4 锅中倒油烧热，放入姜末、蒜末、红甜椒爆香。

5 倒入西葫芦，拌炒均匀，放入盐、白糖、陈醋，翻炒至入味。

6 加入水淀粉，快速翻炒均匀，盛出装入盘中。

小叮咛

西葫芦易熟，所以烹煮的时间不要太长，以免营养物质过多流失。

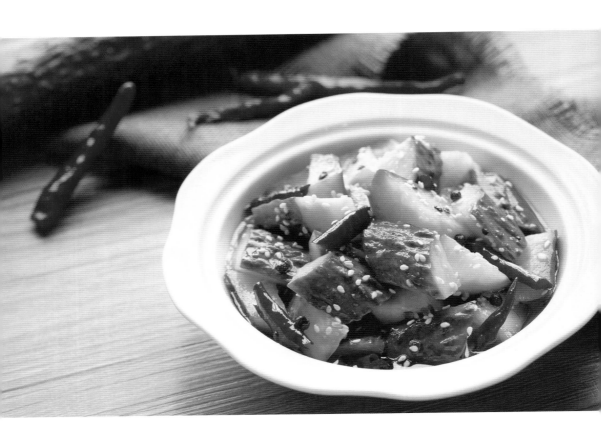

爽口酸辣黄瓜条

【制作时间: 33分钟】

材料 黄瓜 150 克，熟白芝麻 15 克，干辣椒段 20 克，花椒 10 克

调料 盐 5 克，白糖 2 克，白醋 3 毫升，食用油适量

做法

1 将洗净的黄瓜切小块，装碗，用盐拌匀，腌渍 30 分钟至黄瓜析出水分。

2 滤出黄瓜水，将黄瓜装入另一个碗中，待用。

3 用油起锅，倒入花椒、干辣椒段，爆香。

4 盛出花椒、干辣椒段，连油一同放入装黄瓜的碗中。

5 加入熟白芝麻、白糖、白醋，拌匀后即可食用。

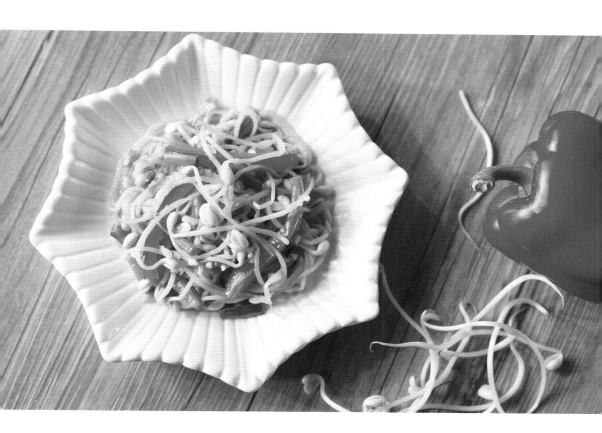

醋香黄豆芽 【制作时间：4分钟】

材料 黄豆芽150克，红椒50克，蒜末、葱段各少许

调料 盐2克，陈醋4毫升，水淀粉、料酒、食用油各适量

做法

1 将洗净的红椒去蒂去籽，切成条。

2 水烧开，加少许食用油，放入黄豆芽，焯煮1分钟至其八分熟，捞出沥水。

3 用油起锅，放入蒜末、葱段爆香，倒入黄豆芽、红椒，淋入料酒，炒香。

4 放入盐、陈醋，倒入水淀粉，将锅中食材快速拌炒均匀，盛出装盘。

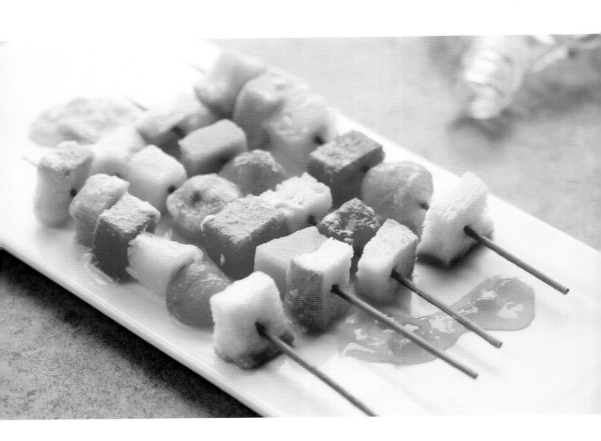

扫一扫 看视频

水果面包丁

【制作时间：10 分钟】

材料	去皮菠萝肉、葡萄、芒果、西瓜各 50 克，吐司面包、奶油各适量

调料	桑葚醋 100 毫升，果酱适量

做法

1 将芒果、西瓜去皮，与菠萝肉、吐司面包一起切成丁。

2 将葡萄去皮，与菠萝丁、芒果丁、西瓜丁一起用桑葚醋浸泡，腌渍约 5 分钟。

3 用竹签将葡萄、菠萝丁、芒果丁、西瓜丁、面包丁穿成水果串。

4 平底锅中倒入奶油烧热，放入水果串，用小火煎至奶油均匀吸附在水果串上。

5 用果酱涂在盘中衬底，摆上煎好的水果串。

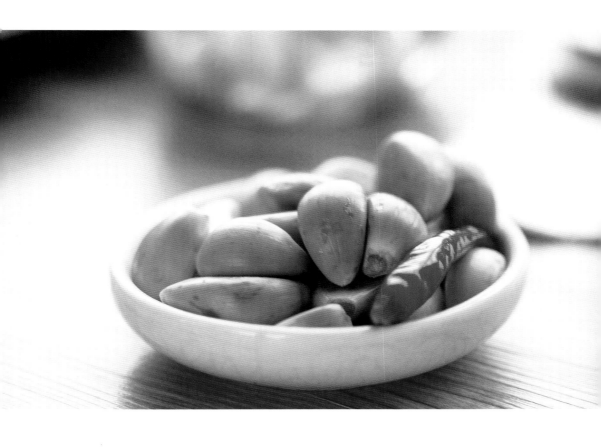

糖醋蒜瓣　【制作时间：30天】

| 材料 | 大蒜瓣150克，朝天椒10克 | 调料 | 盐20克，白酒15毫升，白醋8毫升，白糖8克 |

做法

1 取碗，加入盐、白糖、白醋和适量凉开水，拌匀至白糖溶化。

2 淋入白酒，倒入洗净的朝天椒、去衣的大蒜瓣，搅匀。

3 将拌好的食材盛入玻璃罐中，再倒入碗中的汁液。

4 盖好盖子，置于阴凉干燥处浸泡30天。

5 取出腌好的蒜瓣，摆好盘即可。

肉禽篇

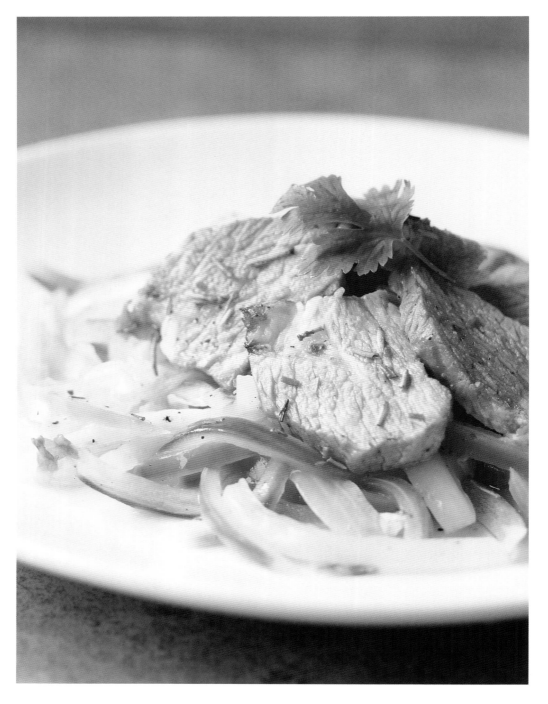

醋渍猪颈肉

【制作时间：7 小时】

扫一扫 看视频

材料

猪颈肉 ·························· 260 克
洋葱 ····························· 适量
白菜 ····························· 适量
香菜 ····························· 少许
迷迭香 ·························· 少许
茴香籽 ·························· 少许

调料

木瓜醋 ·························· 30 毫升
橄榄油 ·························· 15 毫升
盐 ······························· 少许
白糖 ····························· 少许
黑胡椒 ·························· 少许
白酒 ····························· 少许

做法

1 将洗好的猪颈肉抹上部分木瓜醋、盐、黑胡椒、橄榄油、白酒、迷迭香腌渍，放入冰箱冷藏 6 小时。

2 将洗净的洋葱切丝；将洗净的白菜切去根部，切丝。

3 锅中倒入橄榄油烧热，放入洋葱、白菜拌炒。

4 加入剩余的木瓜醋、白糖、茴香籽调味，炒匀后出锅，铺在盘底。

5 将腌好的猪颈肉放入铺有锡纸的烤盘，再推入预热好的烤箱中，以 200℃烤 20 分钟。

6 取出烤好的猪颈肉，切片后摆盘，撒上黑胡椒，点缀上香菜即成。

小叮咛

选购白菜时，以外观完整、色彩鲜嫩、饱满坚实、内部蓬松的为佳。

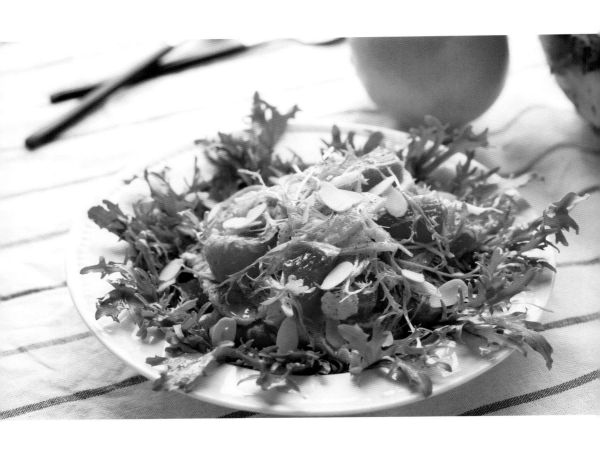

苹果醋香柚拌猪肉 　【制作时间: 15分钟】

| 材料 | 猪五花肉 150 克，葡萄柚半个，苦菊 50 克，杏仁片少许 |

| 调料 | 橄榄油 10 毫升，苹果醋 20 毫升，白糖 5 克，盐、黑胡椒粉各少许 |

做法

1　将葡萄柚剥皮，取出果肉后切小块。

2　锅中注水烧开，放入猪五花肉煮 10 分钟，捞出，用凉开水冲去油脂。

3　把猪五花肉切成薄片，与葡萄柚块、洗净的苦菊一同装碗。

4　加入橄榄油、苹果醋、白糖、盐、

黑胡椒粉，拌匀调味，盛盘后撒上杏仁片即可。

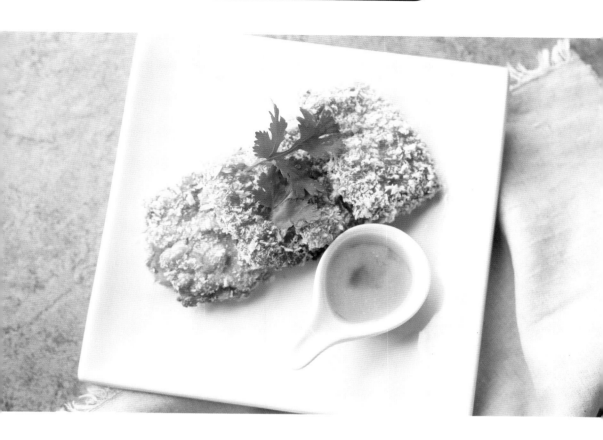

橙香味噌脆猪排

【制作时间：1 天】

扫一扫 看视频

材料 猪里脊肉 200 克，鸡蛋 1 个，面粉、面包糠各适量，香菜少许

调料 橙子醋 40 毫升，味淋 10 毫升，味噌、食用油各适量

做法

1　将洗好的猪里脊肉切片，用刀背拍松，装碗，加入味噌、橙子醋、味淋，拌匀，腌渍 1 天。

2　将鸡蛋打入碗中，搅打成蛋液。

3　取出腌好的猪里脊肉，以一层面粉、一层蛋液，再裹面包糠的顺序依次粘裹均匀。

4　起油锅，放入猪里脊肉炸至金黄酥脆，捞出沥油，排盘，撒上洗净的香菜。

5　将橙子醋、味噌调匀制成味碟，即可蘸食。

105

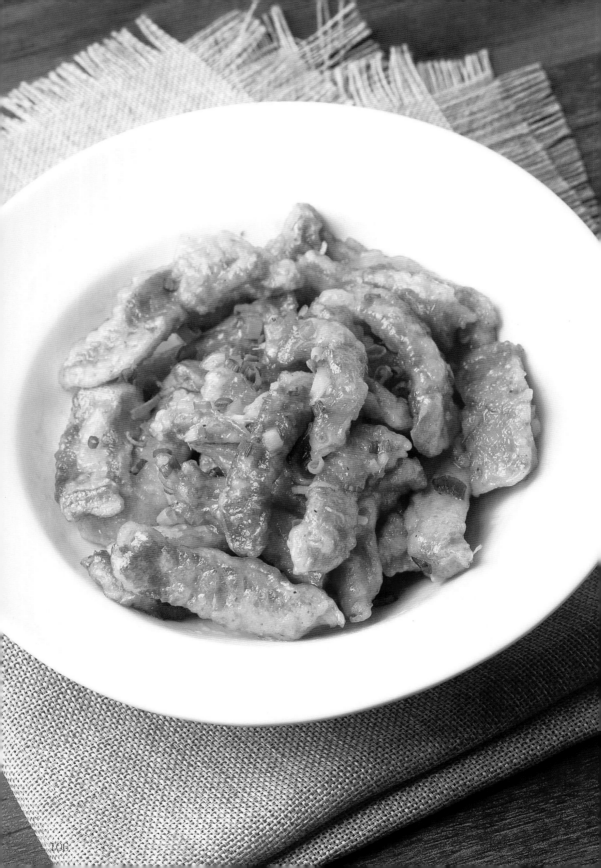

糖醋里脊 【制作时间：20分钟】

材料

猪里脊肉...................... 400 克
玉米淀粉...................... 120 克
姜末 ....适量
葱花 ....适量

调料

陈醋 ....30 毫升
料酒 ....10 毫升
盐 ....3 克
白糖 ....适量
水淀粉 ....适量
食用油 ....适量

做法

1 将猪里脊肉洗净，用纸擦干，两面打上花刀，切成肉条，装碗。

2 加入盐、部分料酒、玉米淀粉和少许食用油，用手抓匀，腌渍片刻。

3 油锅烧热，放入腌好的猪肉条，炸至呈金黄色，盛出待用。

4 将陈醋、白糖和余下的料酒拌匀，调成糖醋汁。

5 另起油锅，放入姜末、葱花，炒香，倒入糖醋汁、水淀粉，略煮至汤汁浓稠。

6 放入炸好的猪肉条，充分炒匀即可。

小叮咛

炸制肉条一定要低温，这样可以保持肉条中的水分，使成品外酥里嫩。

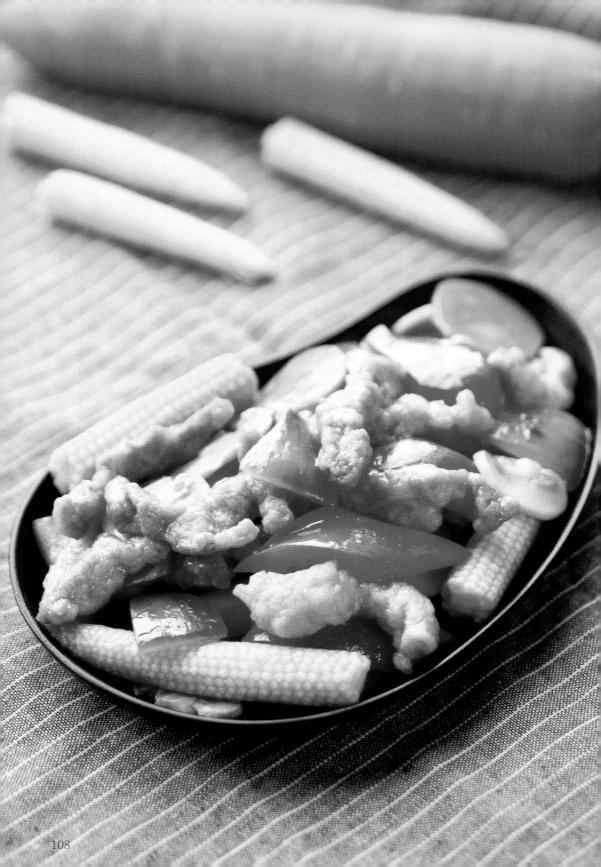

铁板菠萝醋猪柳

【制作时间：13分钟】

材料

猪梅花肉……………………300 克
红甜椒………………………50 克
洋葱…………………………50 克
玉米笋………………………50 克
口蘑…………………………50 克
胡萝卜………………………30 克
蛋清…………………………适量

调料

淀粉…………………………适量
番茄酱………………………适量
食用油………………………适量
生抽…………………………10 毫升
味啉…………………………10 毫升
水淀粉………………………10 毫升
菠萝醋………………………20 毫升

做法

1 将洗好的猪梅花肉切长条，装碗，加入淀粉、蛋清，用手抓匀。

2 将红甜椒洗净，去蒂去籽，切成片。

3 将洋葱、胡萝卜去皮洗净，与洗好的口蘑均切成片。

4 热锅注油，放入猪梅花肉炸至金黄色，捞出，沥干油分。

5 余油烧热，下洋葱爆香，加入生抽、味啉、番茄酱、菠萝醋，炒匀。

6 放入炸好的猪梅花肉、红甜椒、口蘑、胡萝卜和洗好的玉米笋，拌炒片刻。

7 起锅前淋入水淀粉，勾薄芡，盛出装在铁板上。

小叮咛

玉米笋以圆锥形、鲜嫩、乳黄色、无折断的为好。

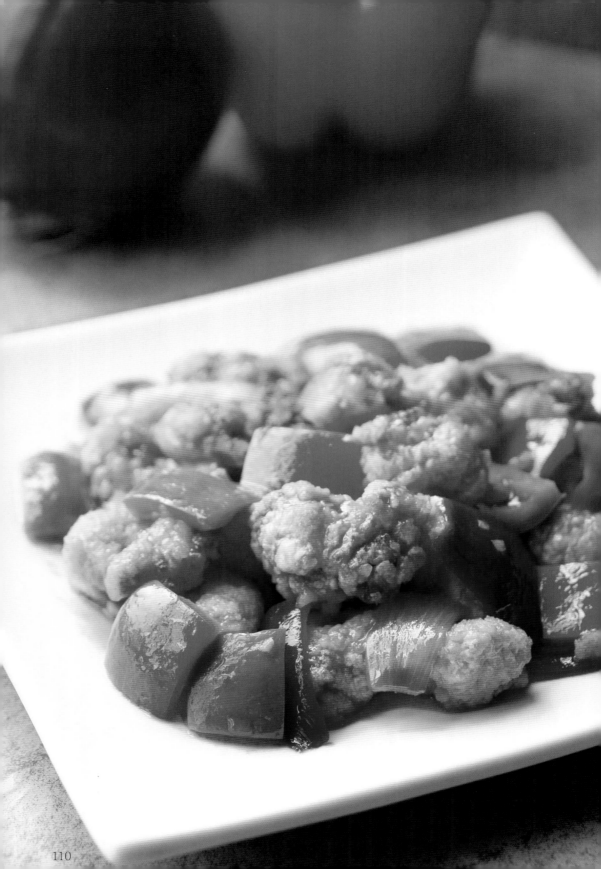

醋香咕噜肉 【制作时间：30 分钟】

材料

猪梅花肉........................ 300 克
洋葱 .... 50 克
青圆椒 .... 50 克
红甜椒 .... 50 克
蛋黄 .... 1 个
蒜末 ....少许
面粉 ....适量

调料

苹果醋........................ 30 毫升
盐 .... 3 克
水淀粉 ....适量
番茄酱 ....适量
食用油 ....适量

做法

1 将猪梅花肉洗净切块，用刀背略拍松，加入部分苹果醋、盐，用手抓匀，腌渍 20 分钟。

2 将洋葱去衣，切块备用。

3 将青圆椒、红甜椒分别洗净，去蒂去籽，切片。

4 将腌好的猪梅花肉裹上蛋黄、面粉，放入油锅中炸至金黄色，捞出沥油。

5 另起油锅，放入蒜末、洋葱爆香，加入余下的苹果醋、番茄酱，炒匀。

6 放入炸好的猪梅花肉、青圆椒和红甜椒拌炒，最后用水淀粉勾薄芡。

小叮咛

猪梅花肉上的面粉一定要沾裹均匀。

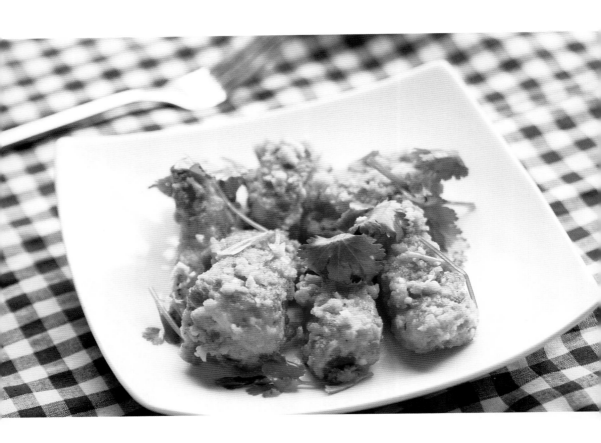

醋香猪腩排 【制作时间：140分钟】

材料 猪腩排400克，大蒜、香菜各少许，面粉、黄油各适量

调料 梅子醋50毫升，白酒15毫升，盐、胡椒粉各3克

做法

1 将洗好的猪腩排切块，抹上梅子醋、白酒、盐、胡椒粉，腌渍2小时。

2 在腌好的猪腩排上拍上面粉，留腌汁备用。

3 大蒜去衣，切成碎末；香菜洗净，切小段。

4 锅中放入黄油烧热，下猪腩排煎至两面均熟。

5 倒入腌汁，以中火煮至汁水收干。

6 加入蒜末、香菜，炒匀后即可盛盘。

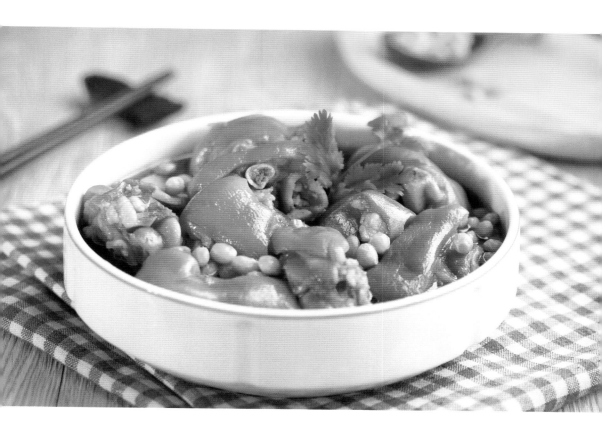

醋香猪蹄　【制作时间: 45 分钟】

<table>
<tr><td>材料</td><td>猪蹄 400 克，姜片 20 克，黄豆 150 克，香菜少许</td></tr>
</table>

<table>
<tr><td>调料</td><td>料酒、白醋各 10 毫升，生抽 5 毫升，陈醋 25 毫升，芝麻油 3 毫升，盐、白糖各适量</td></tr>
</table>

做法

1　将处理干净的猪蹄斩成块。

2　锅中倒入适量清水，放入猪蹄，加入姜片、白醋，盖上锅盖，用大火烧开。

3　揭盖，放入洗净浸软的黄豆，加入料酒、陈醋、白糖、盐调味，盖上

锅盖，用小火续煮 30 分钟。

4　捞出猪蹄和黄豆，装盘，晾凉。

5　加入陈醋、生抽、白糖、芝麻油，用筷子拌匀，点缀上香菜即可。

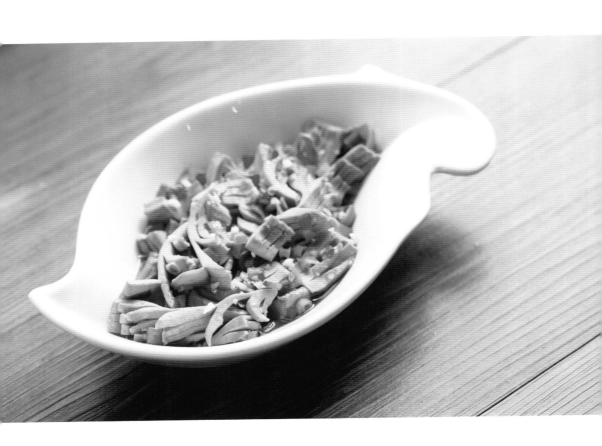

酸辣腰花 　【制作时间: 15分钟】

| 材料 | 猪腰 200 克，蒜末、青椒末、红椒末、葱花各少许 | 调料 | 盐 3 克，料酒、辣椒油、陈醋、白糖、淀粉各适量 |

做法

1 将洗净的猪腰对半切开，切去筋膜，再切上麦穗花刀，然后改切成条。

2 将切好的腰花装碗，加入料酒、盐、淀粉，拌匀，腌渍 10 分钟。

3 锅中注水烧开，倒入腰花，煮 1 分钟至熟，捞出，盛盘。

4 加入辣椒油、陈醋、白糖、蒜末、葱花、青椒末、红椒末，拌匀即可。

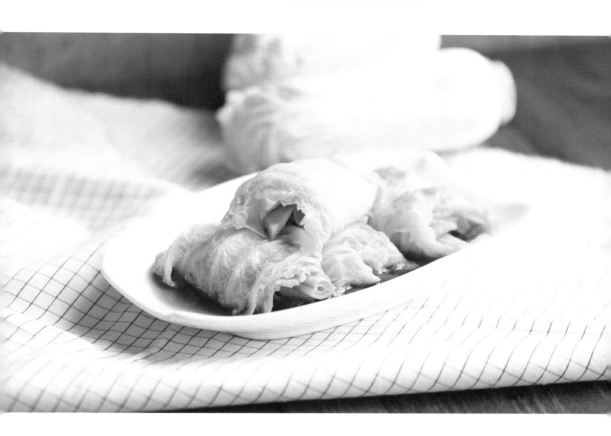

火腿蔬菜卷 【制作时间：20分钟】

扫一扫 看视频

材料	调料
火腿、白菜各4片，四季豆50克，去皮竹笋100克，香菇20克	生抽、芝麻油、味啉各5毫升，葡萄醋10毫升

做法

1 将洗净的香菇去蒂，切片。

2 将去皮竹笋切成丝。

3 将洗净的四季豆切去头尾，切段。

4 将洗净的白菜与竹笋丝分别放入沸水中略烫，捞出沥干。

5 取一片白菜摊开，放上火腿、四季豆、竹笋、香菇，包卷起来。

6 依序包卷好其余的食材，将蔬菜卷排盘，上蒸锅蒸熟，取出。

7 将生抽、芝麻油、味啉、葡萄醋调匀制成味汁，淋入盘中即可。

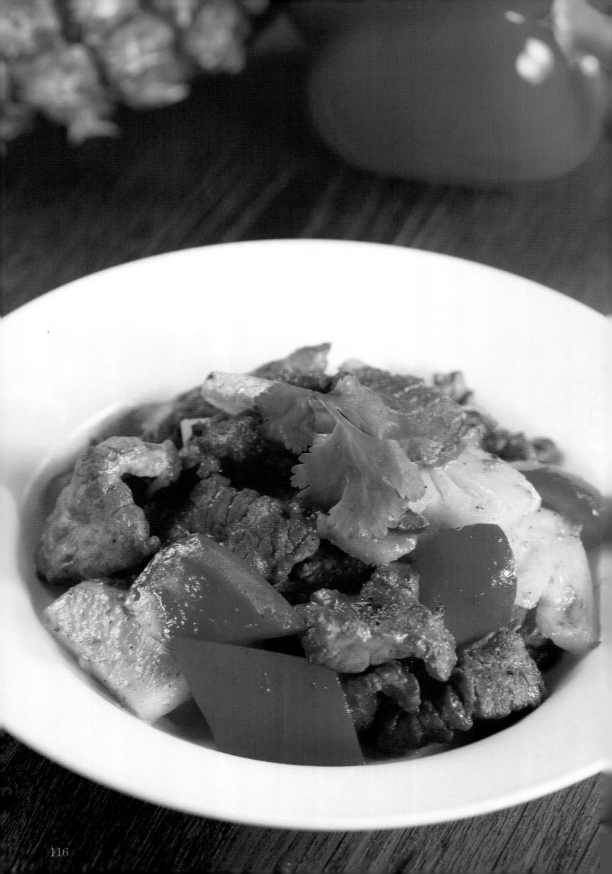

菠萝甜椒牛肉片

【制作时间：16 分钟】

材料

牛肉 .... 300 克
菠萝肉 .... 200 克
红甜椒 .... 50 克
香菜 ....少许

调料

菠萝醋 .... 20 毫升
淀粉 ....适量
食用油 ....适量
白醋 ....适量
生抽 ....适量
味啉 ....适量
黑胡椒粉 ....少许

做法

1 将洗好的牛肉切片，装碗，加入菠萝醋、淀粉，拌匀，腌至牛肉片变软。

2 将洗净的菠萝肉切片。

3 将洗净的红甜椒切片。

4 起油锅，放入牛肉快速过一下油，捞出。

5 锅底留油烧热，放入已过油的牛肉，加入菠萝肉、红甜椒快速拌炒。

6 加入白醋、生抽、味啉、黑胡椒粉调味，炒匀后盛盘。

7 最后点缀上洗净的香菜即可。

小叮咛

菠萝切片后应泡一下盐水，再用凉开水洗去咸味，以免食用时发生过敏。

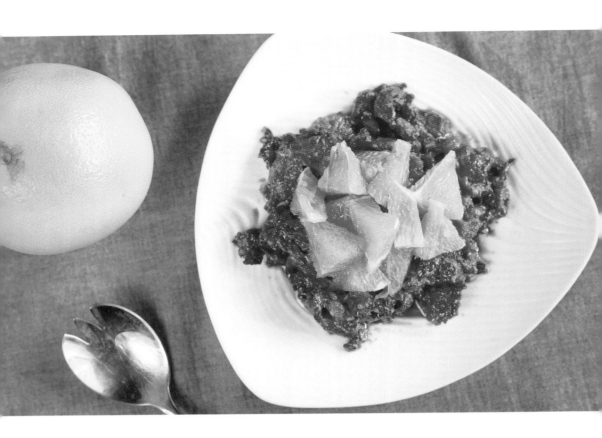

柚香牛肉 【制作时间: 40分钟】

| 材料 | 牛肉300克,葡萄柚1个,姜末少许 |

| 调料 | 葡萄柚醋20毫升,日式酱油10毫升,食用油适量 |

做法

1 将葡萄柚去皮,取果肉掰成小块,备用。

2 将洗好的牛肉切片,用葡萄柚醋浸泡,腌渍30分钟。

3 锅中注油烧热,下姜末爆香,放入牛肉快炒。

4 将炒熟的牛肉盛盘,加入葡萄柚,淋入日式酱油,拌匀即可。

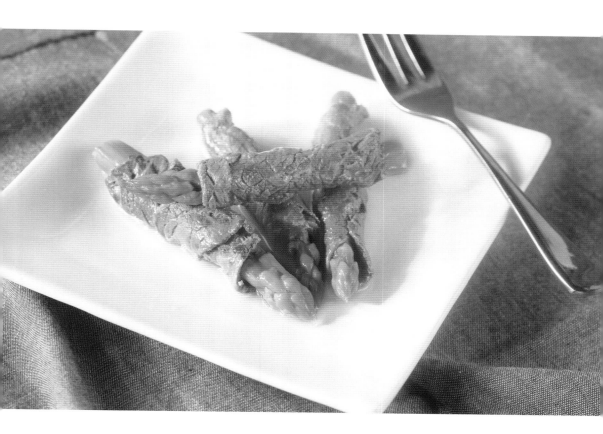

苹果醋芦笋牛肉卷 【制作时间: 25 分钟】

材料 牛肉 4 片，芦笋 4 根

调料 苹果醋 20 毫升，盐少许

做法

1 将牛肉片洗净，抹上盐，略腌片刻。

2 将芦笋洗净，去老茎，切长段。

3 锅中倒入适量清水煮沸，放入芦笋烫一下，捞出。

4 将焯好的芦笋泡在冰水中冰镇一会儿，捞出，沥干水分。

5 将牛肉片摊开，摆入芦笋，包卷起来，用牙签固定。

6 将牛肉卷排好盘，上蒸锅蒸熟，取出，淋入苹果醋。

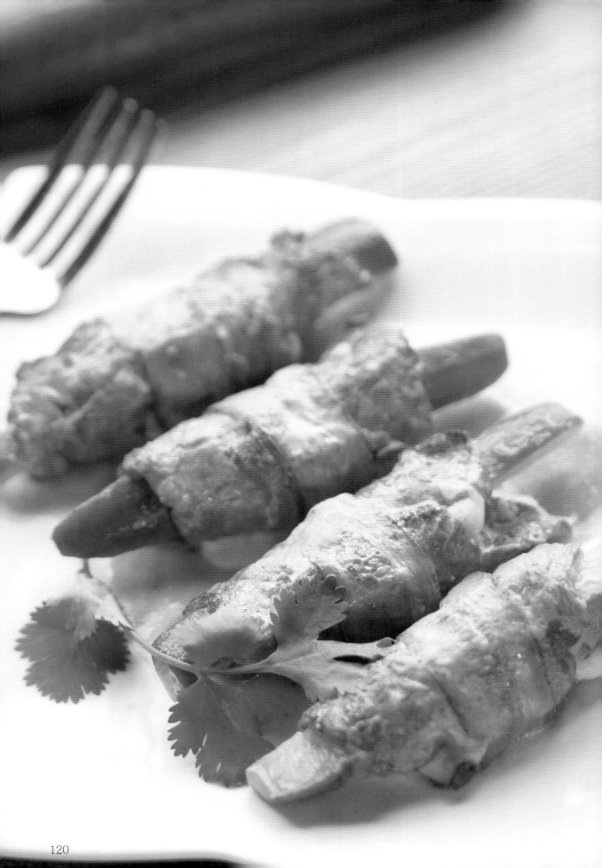

牛肉卷乳酪小黄瓜

【制作时间：23 分钟】

扫一扫 看视频

材料

牛肉 ·············· 4 片
乳酪 ·············· 适量
小黄瓜 ·············· 2 根
香菜 ·············· 少许

调料

橙子醋 ·············· 10 毫升
橄榄油 ·············· 20 毫升
黄芥末 ·············· 少许

做法

1 将小黄瓜洗净，一根对半切开后再对切，另一根用刨刀刨成薄片。

2 将乳酪片一分为二，切成 4 片。

3 将洗好的牛肉片摊开，摆入乳酪片、小黄瓜段，包卷起来。

4 牛肉卷外面包上黄瓜片，用牙签固定。

5 用同样的方法包卷好其他食材，备好 4 份牛肉卷。

6 锅中倒入橄榄油烧热，放入牛肉卷煎熟，盛盘。

7 将橙子醋、黄芥末拌匀，调成味汁，淋入盘中，撒上洗好的香菜。

小叮咛

选用肥瘦分布均匀的雪花牛肉味道更佳。

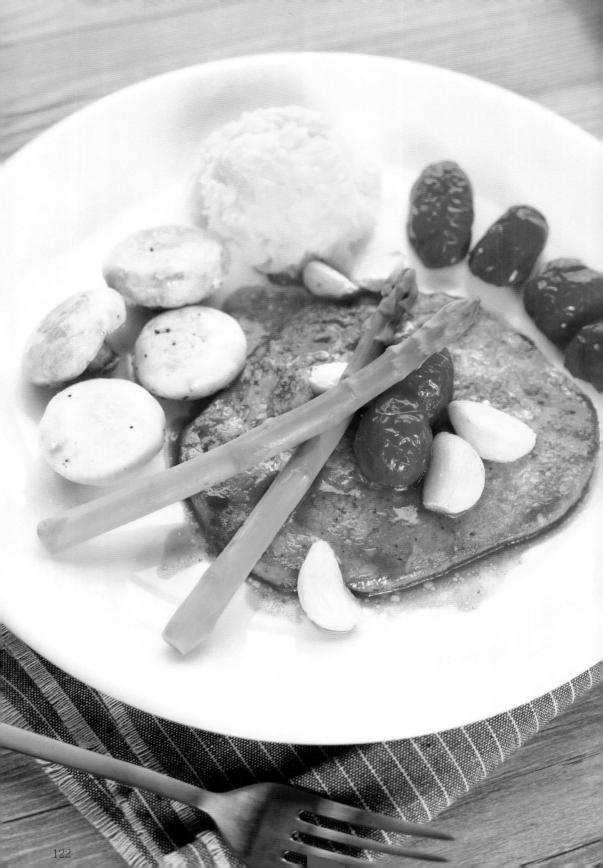

土豆泥佐菲力牛排

【制作时间：45 分钟】

扫一扫 看视频

材料

菲力牛排·····················250 克
土豆·······················100 克
蘑菇···························4 朵
芦笋···························2 根
圣女果·························6 个
去衣大蒜·······················6 瓣
奶油···························适量

调料

葡萄醋·····················20 毫升
盐···························适量
橄榄油·························适量
黑胡椒·························少许

做法

1 将菲力牛排用盐、黑胡椒抹匀，腌渍片刻。

2 水烧开，放入洗好的土豆，煮熟后捞出，去皮，压成泥，加入盐、奶油拌匀调味。

3 将芦笋洗净，去老茎，放入沸水中焯熟，捞出，沥干水分。

4 将大蒜与圣女果一起抹上盐、橄榄油，放入烤箱以 200℃烤至果皮微皱、大蒜变软，取出。

5 平底锅中倒入橄榄油烧热，放入洗好的蘑菇拌炒，加入盐、黑胡椒调味，炒熟后盛出。

6 锅底留油，放入腌好的菲力牛排，煎至两面上色，盛出。

7 将煎过的牛排放入烤箱中，以 200℃烤10 分钟，取出，与其他食材一起摆盘。

8 将平底锅中残留的肉汁淋在牛排上，葡萄醋则用作佐肉蘸汁。

小叮咛

菌盖没有完全打开，或打开后没有破裂凋谢的才是优质蘑菇。

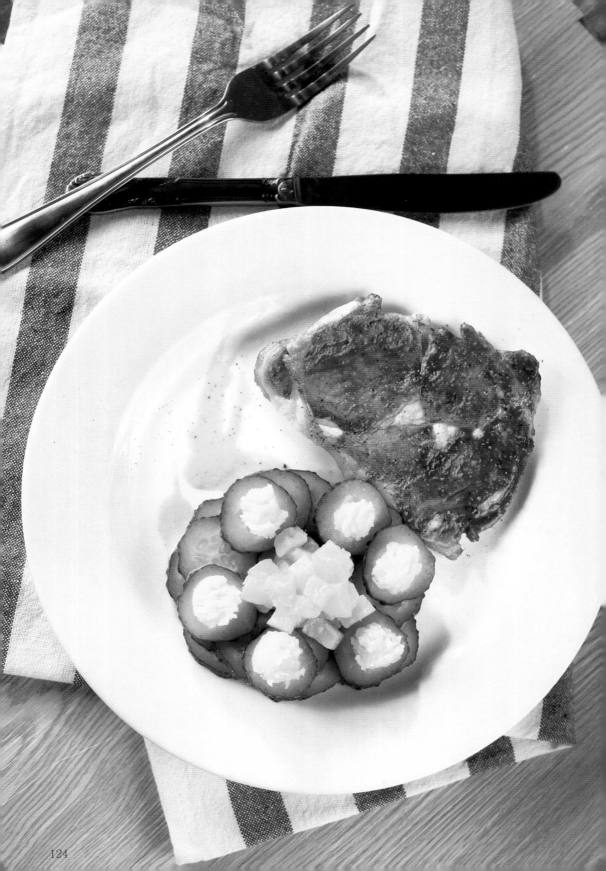

酸辣菠萝佐肋眼牛排

【制作时间：40分钟】

扫一扫 看视频

材料

肋眼牛排......................200 克
土豆 ....1 个
黄瓜 ....适量
菠萝肉 ....适量
奶油 ....适量

调料

菠萝醋......................10 毫升
咖喱粉 ....适量
盐 ....少许
黑胡椒粉 ....少许

做法

1 将肋眼牛排用盐、黑胡椒粉、部分菠萝醋抹匀，腌渍 20 分钟。

2 将洗净的菠萝肉切丁，放入盐水中略泡一下。

3 将洗净的土豆放入沸水中煮熟，去皮后捣成泥，备用。

4 将洗净的黄瓜切薄片，排成圆形摆盘。

5 锅中倒入奶油烧热，放入菠萝丁、余下的菠萝醋、咖喱粉，炒匀后盛出，放在黄瓜中间，黄瓜上再放上土豆泥。

6 将腌好的肋眼牛排放入铺有锡纸的烤盘，推入烤箱，以 200℃烤至六成熟，取出，盛入摆有黄瓜的盘中。

小叮咛

土豆分黄肉、白肉两种，黄的较粉，白的较甜，做土豆泥最好用黄肉的。

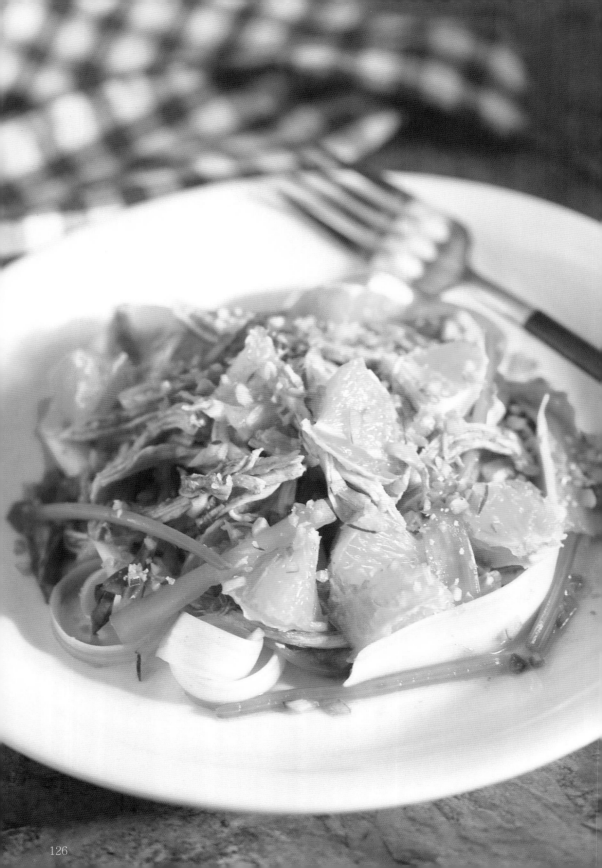

醋香杂蔬拌鸡肉 【制作时间：15分钟】

材料

鸡胸肉........................ 150 克
甜橙 .... 50 克
西芹 .... 50 克
菠菜 .... 50 克
洋葱末 ....适量
花生碎 ....适量

调料

橄榄油........................ 10 毫升
葡萄酒醋..................... 15 毫升
盐 .... 2 克
黑胡椒粉........................ 2 克

做法

1 将洗净的西芹用削皮刀刮成长薄片，放入凉水中浸泡至卷曲。

2 将甜橙去皮，切成小块；将洗净的菠菜择去根部，切段。

3 水烧开，分别放入菠菜段、鸡胸肉烫熟，捞出沥水。

4 将放凉的鸡胸肉撕成丝，与甜橙块、西芹片、菠菜段一同装碗。

5 洋葱末加入橄榄油、葡萄酒醋、盐、黑胡椒粉拌匀，调成味汁。

6 把味汁淋入碗中，拌匀，盛盘后撒上花生碎即可。

小叮咛

焯煮菠菜时，加入少许盐，菜叶就不易变黄。

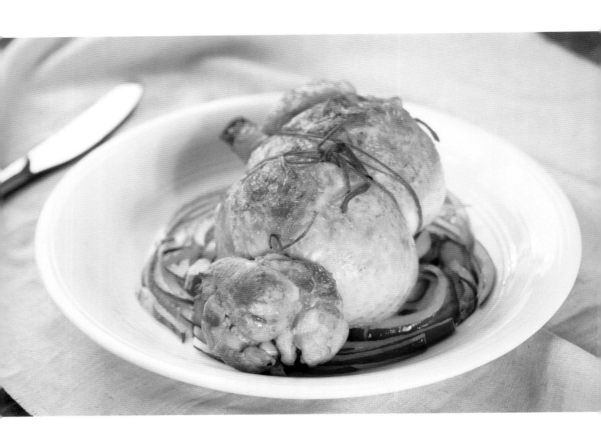

扫一扫 看视频

桑葚果子鸡 【制作时间: 35分钟】

| 材料 | 整鸡1只, 桑葚、洋葱各适量 | 调料 | 桑葚醋50毫升, 盐少许, 食用油适量 |

做法

1 将洋葱去衣, 切成细丝, 铺在烤盘上。

2 将处理好的整鸡去骨, 摊开成一大片鸡肉。

3 用手按揉鸡肉约3分钟, 将桑葚包在鸡肉中。

4 在鸡肉表面抹上盐、桑葚醋, 再用棉绳捆绑定型。

5 起油锅, 放入鸡肉略煎一下, 盛出, 放在洋葱丝上。

6 将烤盘移入烤箱, 以200℃烤15～20分钟取出装盘。

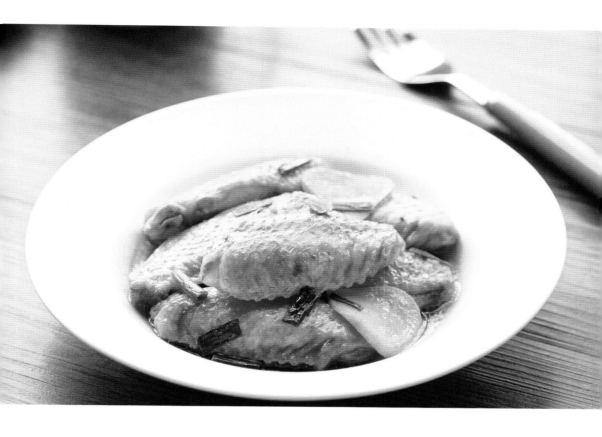

日式橙香鸡翅 【制作时间: 20 分钟】

材料 鸡中翅 500 克，葱段、姜片各适量

调料 日式酱油 20 毫升，味啉、橙子醋各 10 毫升，食用油适量

做法

1 热锅注油，放入姜片爆香，加入鸡中翅拌炒。

2 淋入日式酱油、味啉、橙子醋，炒匀，用小火煮至鸡中翅熟透入味。

3 起锅前撒上葱段，翻炒几下，即可盛盘。

小叮咛

在鸡中翅上划几刀，煮的时候更容易入味。

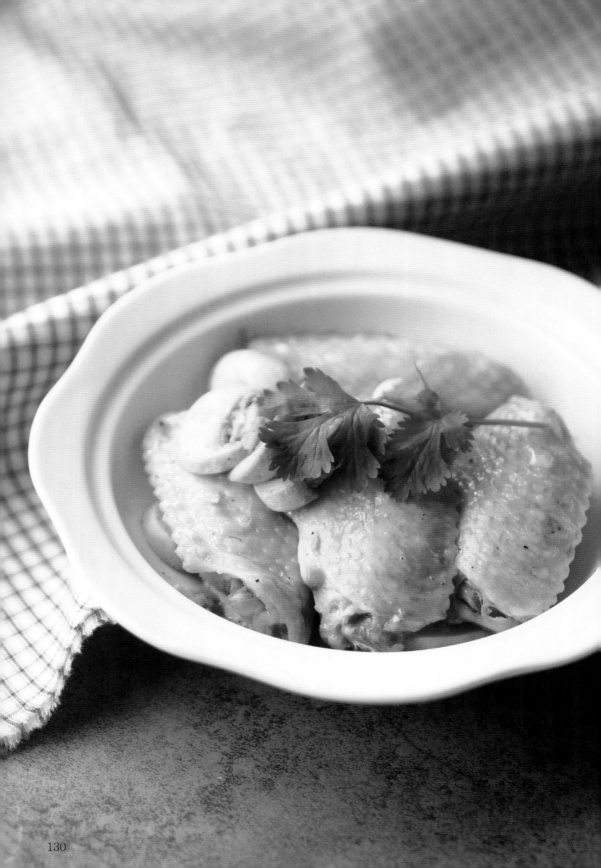

口蘑鸡翅 【制作时间：22 分钟】

扫一扫 看视频

材料

口蘑	70 克
鸡中翅	4 只
姜末	适量
蒜末	适量
香菜	少许

调料

盐	3 克
料酒	5 毫升
芝麻油	5 毫升
柠檬醋	20 毫升
食用油	适量
椒盐	少许

做法

1 将洗净的口蘑切片。

2 将洗好的鸡中翅装碗，加入盐、料酒，拌匀，放入蒸锅中蒸熟。

3 起油锅，先下姜末、蒜末爆香，再放入口蘑炒熟。

4 加入柠檬醋、椒盐、芝麻油调味，炒匀后盛盘。

5 取出蒸好的鸡中翅，放入冰水中冰镇一下，捞出沥水。

6 将鸡中翅与炒好的口蘑拌匀，撒上洗净的香菜点缀即可。

小叮咛

品质优良的口蘑，不应含有太多水分，购买时要用手掂一掂或捏一捏。

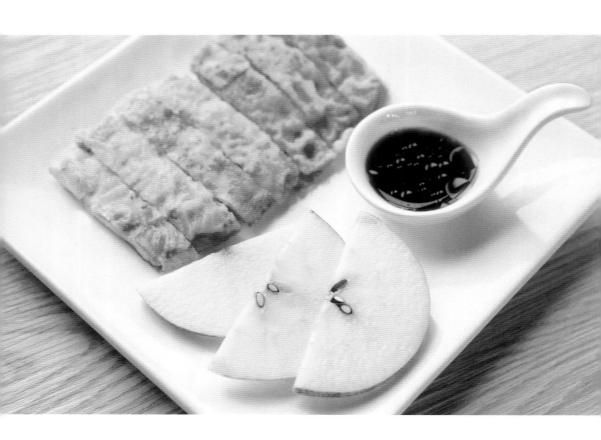

扫一扫 看视频

苹果鸡排

【制作时间：28 分钟】

材料 鸡胸肉 200 克，苹果 1 个，面粉 20 克

调料 苹果醋、食用油各适量，日式酱油 20 毫升，味啉 5 毫升，芝麻油、盐各少许

做法

1 将洗好的鸡胸肉抹上部分苹果醋，腌渍 15 分钟，再均匀地裹上面粉。

2 将苹果洗净，切片，放入淡盐水中浸泡一会儿以防氧化变色。

3 起油锅，烧至四成热，放入鸡胸肉炸至金黄色，捞出沥油，切条后盛盘，再放入泡过盐水的苹果片。

4 将余下的苹果醋、日式酱油、味啉、芝麻油拌匀，调成味汁，食用时蘸汁即可。

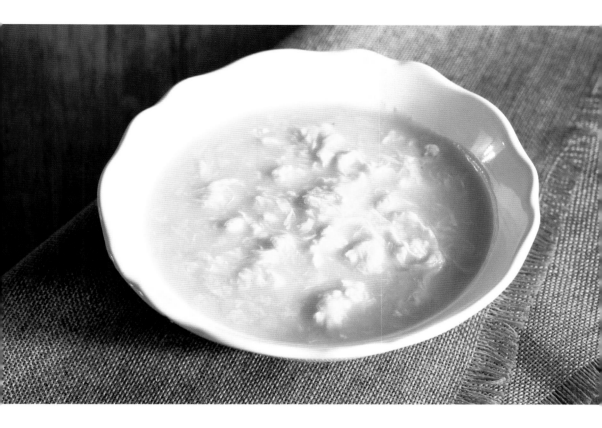

银耳鸡蓉羹

【制作时间：20分钟】

扫一扫 看视频

材料	鸡胸肉 200 克，鸡蛋 1 个，鸡骨架 1 副，银耳适量

调料	盐、白糖各 3 克，芝麻油 5 毫升，葡萄醋 20 毫升，胡椒粉、日式酱油各少许

做法

1 将泡发洗净的银耳放入搅拌机中，加少许清水一起打碎，倒出待用。

2 将洗好的鸡胸肉切小丁。

3 将鸡蛋敲碎，打入碗中，搅打成蛋液。

4 锅中注水，放入洗好的鸡骨架，盖上锅盖，大火煮沸后捞出鸡骨架，留汤放凉备用。

5 鸡汤、银耳放入搅拌机，加盐、白糖、芝麻油、胡椒粉、日式酱油，搅匀。

6 将搅打好的鸡汤倒入锅中，煮沸后加入鸡胸肉丁，倒入蛋液，边倒边搅，再淋入葡萄醋拌匀，装碗即可。

133

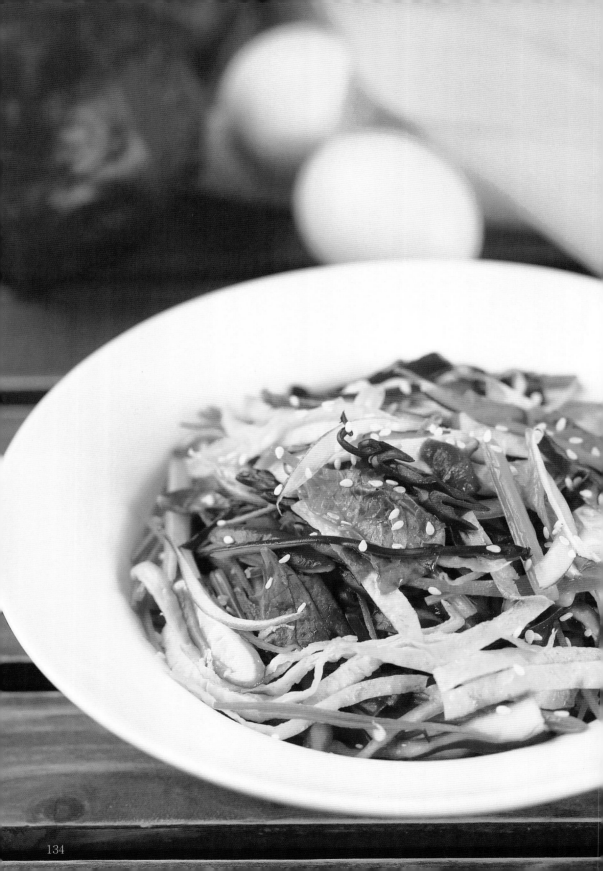

油醋五彩杂拌

【制作时间：15分钟】

材料

鸡蛋	1 个
洋葱	50 克
胡萝卜	50 克
紫甘蓝	50 克
菠菜	50 克
鲜香菇	2 朵
熟白芝麻	少许

调料

盐	2 克
芝麻油	8 毫升
白醋	15 毫升
食用油	适量

做法

1　将鸡蛋敲开，搅打成蛋液；将洗净的菠菜择去根部，切段。

2　将洋葱去衣，切丝；将胡萝卜去皮，切丝；将洗好的紫甘蓝、香菇切丝。

3　锅中注水烧开，放入菠菜段、香菇丝，焯熟后捞出，沥干水分。

4　起油锅，倒入蛋液，摊成蛋皮，盛出，放凉后切丝。

5　将鸡蛋丝、洋葱丝、胡萝卜丝、紫甘蓝丝、菠菜段、香菇丝装碗，加入盐、芝麻油、白醋，拌匀后盛盘，撒上熟白芝麻即可。

小叮咛

搅打蛋液的时候应顺着同一方向打，直至蛋液变得细滑。

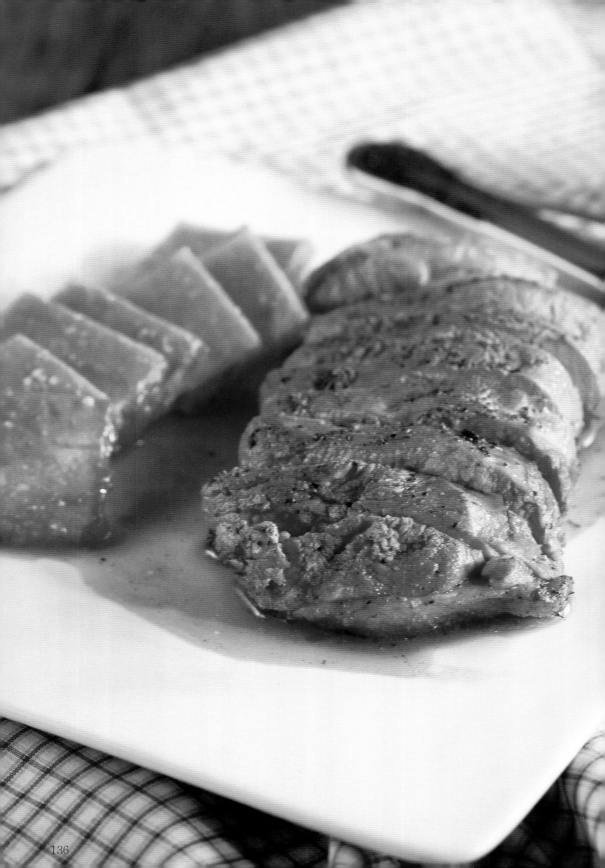

橙汁南瓜鸭胸肉

【制作时间：6 小时】

扫一扫 看视频

材料

鸭胸肉..........................200 克
南瓜............................120 克
奶油.............................适量
肉桂粉...........................少许

调料

橙子醋.........................30 毫升
橙汁...........................30 毫升
橄榄油...........................适量
黑胡椒...........................少许
白糖.............................少许
盐...............................少许

做法

1 将洗净的鸭胸肉用部分橙子醋、黑胡椒抹匀，腌渍 5 ~ 6 小时。

2 平底锅中倒入橄榄油烧热，放入鸭胸肉，将鸭皮的油脂煎出来，直到表面收缩，再把鸭胸肉放入烤箱，以 200℃烤 5 分钟，取出。

3 将余下的橙子醋、盐、白糖、部分橙汁加入用鸭皮煎出来的油脂中，煮成酱汁。

4 将洗净的南瓜去皮切片，先用开水烫一下，再下锅与白糖、奶油、肉桂粉、余下的橙汁一起煮熟，装盘。

5 鸭胸肉切片，装盘后淋上酱汁即可。

小叮咛

优质的鸭肉摸上去很结实，鸭胸上有凸起的胸肉，腹腔内壁可看到盐霜。

137

水产篇

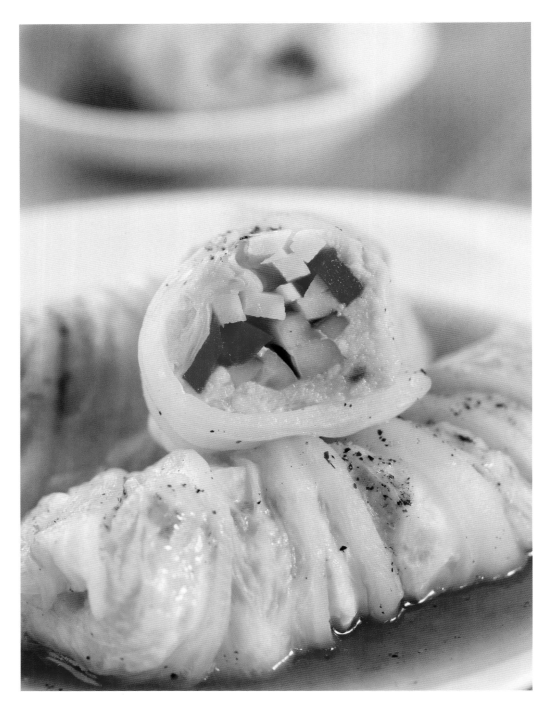

白菜蒸鱼卷 【制作时间：25分钟】

扫一扫 看视频

材料

白菜	3片
鱼肉	100克
小黄瓜	1根
红甜椒	60克
竹笋	适量
香菜	少许

调料

盐	3克
黑胡椒粉	3克
料酒	5毫升
苹果醋	20毫升
日式酱油	20毫升
芝麻油	少许

做法

1 将鱼肉去皮和骨，剁成泥，装碗，加入盐、料酒，拌匀，备用。

2 将洗净的小黄瓜切去头尾，与洗净的红甜椒一起切成条。

3 将洗净的白菜切去根部。

4 将竹笋去皮切条，与切好的白菜一起放入沸水中略烫，捞出。

5 将白菜铺平，均匀地铺上一层鱼泥，再放上小黄瓜、红甜椒、竹笋，包卷起来。

6 将白菜卷摆好盘，放入蒸锅中蒸15分钟后取出。

7 将苹果醋、日式酱油、芝麻油、黑胡椒粉拌匀，调成味汁。

8 将味汁淋在蒸好的白菜卷上，点缀上洗好的香菜即可。

小叮咛

在鱼肉泥中加入少许葱花，吃起来更美味。

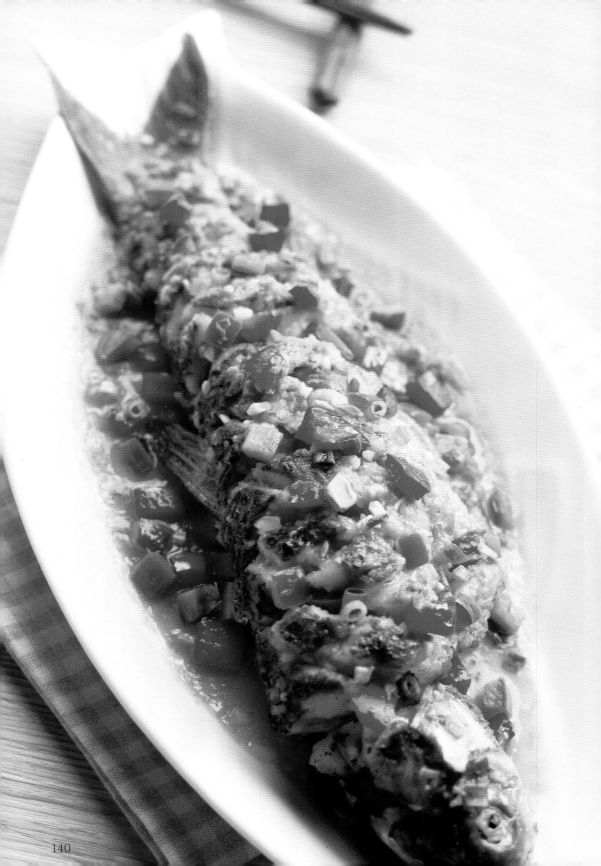

西湖醋鱼 【制作时间：15分钟】

材料

草鱼 ································ 1条
青椒丁 ····························· 10克
红椒丁 ····························· 10克
蒜末 ······························· 少许
姜末 ······························· 少许
葱花 ······························· 少许

调料

盐 ································· 适量
陈醋 ······························· 适量
白糖 ······························· 适量
水淀粉 ····························· 适量
干淀粉 ····························· 适量
食用油 ····························· 适量

做法

1 将宰杀洗净的草鱼切下鱼头，鱼身剖上花刀。

2 将鱼肉用盐抹均匀，并拍上干淀粉裹匀。

3 起油锅，烧至六成热，放入鱼头，用锅勺不停地浇油，炸约2分钟，捞出。

4 放入鱼身炸3~4分钟至熟，捞出后与鱼头一起装盘。

5 锅留底油，倒入少许清水，加入陈醋、白糖调匀煮沸。

6 放入青椒丁、红椒丁及蒜末、姜末，加盐、水淀粉拌匀，调成芡汁。

7 将芡汁浇在鱼肉上，撒入葱花即成。

小叮咛

芡汁不宜过于黏稠，调制成后应立即淋在鱼身上。

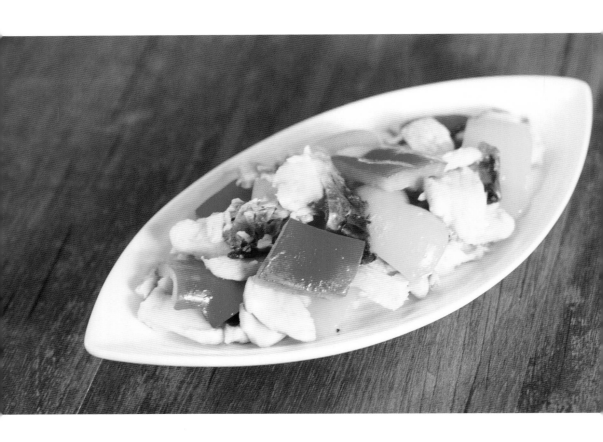

甜椒爆鱼片 【制作时间：8分钟】

| **材料** | 草鱼段 300 克，红甜椒、黄甜椒各 50 克，姜 1 片 | **调料** | 金橘醋 20 毫升，料酒 5 毫升，蚝油 10 克，食用油适量 |

做法

1 将草鱼段洗净，切片。

2 将红甜椒、黄甜椒均洗净，去蒂，切块。

3 锅中注油烧热，放入姜片爆香，加入草鱼片拌炒至熟。

4 放入红甜椒、黄甜椒，加入金橘醋、料酒、蚝油，炒匀炒透即可。

小叮咛

草鱼片用蛋清抹匀上浆，口感更嫩滑。

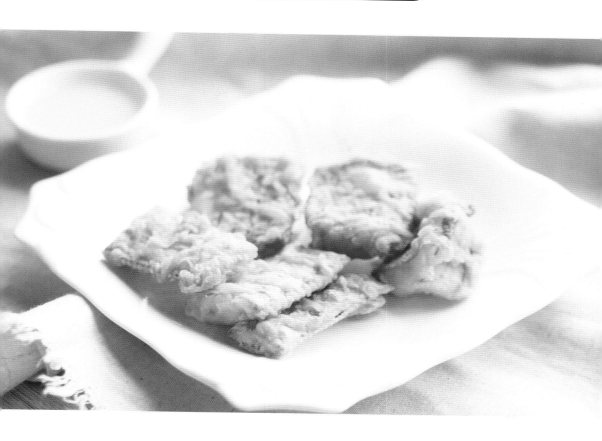

醋香酥炸鱼

【 制作时间：22 分钟 】

扫一扫 看视频

材料	带鱼 150 克，柠檬适量，鸡蛋 1 个，面粉 50 克，酸奶 10 克

调料	盐 3 克，料酒 5 毫升，百香果醋 20 毫升，食用油适量

做法

1 将鸡蛋打入碗中，搅打成蛋液。

2 将洗净的带鱼切去头尾，去除内脏，切段，装碗，加入盐、料酒，拌匀，腌渍片刻，再依次粘裹上蛋液、面粉。

3 锅中注油烧热，放入带鱼炸至金黄色，捞出沥油，盛盘。

4 将百香果醋、酸奶拌匀，挤上少许柠檬汁，调成味汁，蘸食即可。

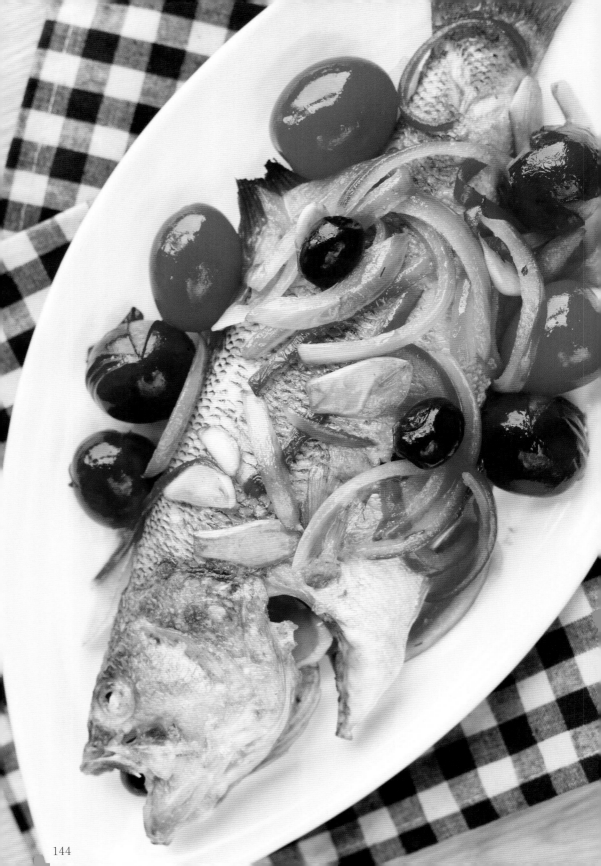

洋葱烩鲈鱼 【制作时间：20 分钟】

扫一扫 看视频

材料

鲈鱼 .... 500 克
洋葱 .... 100 克
葡萄 .... 适量
圣女果 .... 适量
黑橄榄 .... 适量
大蒜 .... 适量

调料

葡萄醋 .... 5 毫升
白酒 .... 少许
柠檬汁 .... 少许
食用油 .... 适量

做法

1 将鲈鱼宰杀洗净；将洗净的洋葱切去头尾，切丝；将去衣的大蒜切片。

2 热锅注油烧热，放入鲈鱼煎至上色，盛出。

3 在铺有锡纸的烤盘上刷上一层食用油，放入煎过的鲈鱼，再推入烤箱，以 200℃烤 10 分钟至熟透，取出。

4 另起油锅，下洋葱、大蒜爆香，淋入白酒。

5 放入鲈鱼和洗好的葡萄、圣女果，倒入黑橄榄，加入葡萄醋、柠檬汁，烩煮 3 ~ 5 分钟后取出装盘。

小叮咛

鲈鱼以鱼身偏青色，鱼鳞有光泽、透亮的为好。

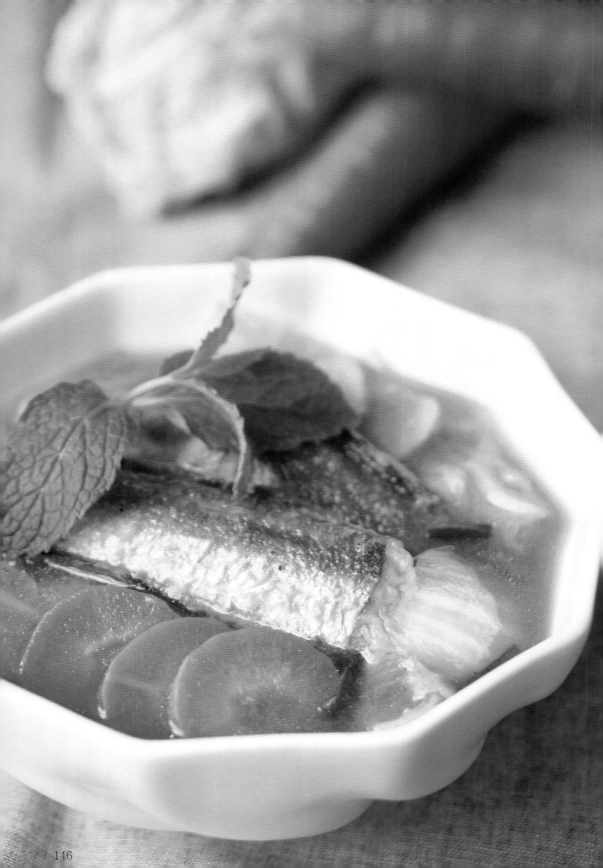

白菜胡萝卜鳗鱼羹

【制作时间：23 分钟】

扫一扫 看视频

材料

白菜	300 克
鳗鱼肉	200 克
胡萝卜	50 克
薄荷叶	少许
葱段	少许
姜片	少许
面粉	20 克

调料

日式酱油	10 毫升
葡萄醋	10 毫升
盐	少许
黑胡椒粉	少许
芝麻油	少许
水淀粉	少许
食用油	适量

做法

1 将洗净的鳗鱼肉切段，用盐略腌片刻，再均匀地粘裹上面粉。

2 将白菜洗净，斜刀切块；将胡萝卜去皮洗净，切圆片。

3 起油锅，放入鳗鱼段炸至金黄色，捞出，沥干油分。

4 另起油锅，下姜片爆香，放入白菜和适量清水，烧开。

5 放入鳗鱼段、胡萝卜、葱段，加入日式酱油、葡萄醋、黑胡椒粉、盐、芝麻油调味。

6 淋入水淀粉勾芡，煮沸后立即关火，盛入碗中，撒上洗净的薄荷叶即可。

小叮咛

鳗鱼为发物，患有慢性疾病和有水产品过敏史的人忌食。

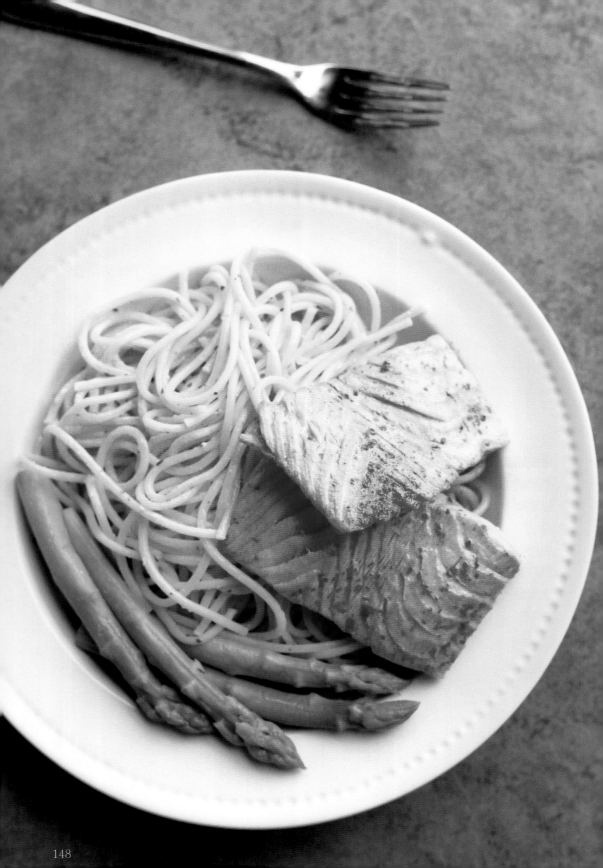

芦笋三文鱼意大利面

【制作时间：28 分钟】

扫一扫 看视频

材料

三文鱼 .... 200 克
芦笋 .... 4 根
意大利面 .... 120 克
奶油 .... 适量
酸奶 .... 适量

调料

盐 .... 3 克
橄榄油 .... 适量
糙米醋 .... 少许
辣椒粉 .... 少许

做法

1 水烧开，放入意大利面，煮约 15 分钟后捞出。

2 将洗净的三文鱼片成 2 片，用盐、辣椒粉抹匀，腌渍片刻。

3 热锅中倒入奶油，放入意大利面拌炒，用辣椒粉、盐调味，炒匀后盛盘。

4 将洗净的芦笋切去老茎，用沸水焯熟，捞出，放入装有意大利面的盘中，淋上酸奶。

5 锅中倒入橄榄油烧热，放入三文鱼，用小火煎熟后排入盘中。

6 将糙米醋淋在三文鱼上即可。

小叮咛

芦笋不宜存放太久，且应低温避光保存，建议现买现吃。

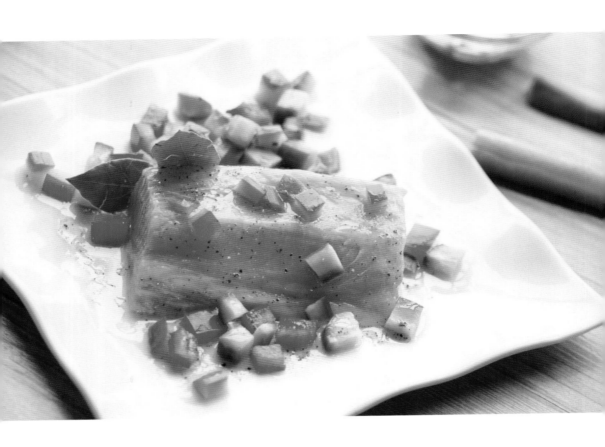

油醋汁三文鱼　【制作时间：28 分钟】

材料	三文鱼 100 克，小黄瓜、红甜椒各 50 克，月桂叶 2 片

调料	葡萄柚醋 10 毫升，橄榄油 5 毫升，盐 3 克，黑胡椒少许

做法

1　将月桂叶放入热水中略洗，捞出后与葡萄柚醋、橄榄油、盐、黑胡椒拌匀，调成味汁。

2　将小黄瓜洗净，去头尾，切成丁。

3　将红甜椒洗净，去蒂去籽，切成丁。

4　将三文鱼排入盘中，淋上味汁。

5　撒上黄瓜丁、甜椒丁，即可食用。

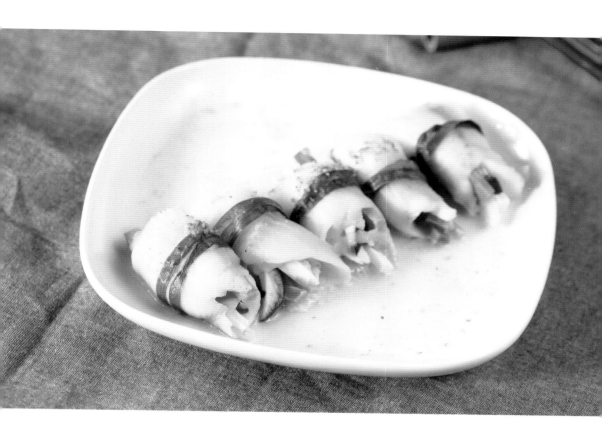

鲜笋鲷鱼卷　【制作时间：22 分钟】

扫一扫 看视频

材料	鲷鱼肉 200 克，香菇、竹笋各 30 克，火腿、韭菜各适量

调料	柠檬醋 30 毫升，盐 2 克，味啉 5 毫升，胡椒粉少许

做法

1 将鲷鱼肉洗净，切片；将韭菜洗净，掰开备用。

2 将竹笋去皮，与洗好的香菇、火腿一起切成细丝。

3 把适量柠檬醋、盐、味啉、胡椒粉拌匀，调成味汁，待用。

4 将鲷鱼肉摊开，摆上竹笋丝、香菇丝、火腿丝，包卷起来，用韭菜捆绑牢固。

5 将鲷鱼卷排好盘，淋入调好的味汁，移入蒸锅蒸 15 分钟。

6 取出，淋上少许柠檬醋即可食用。

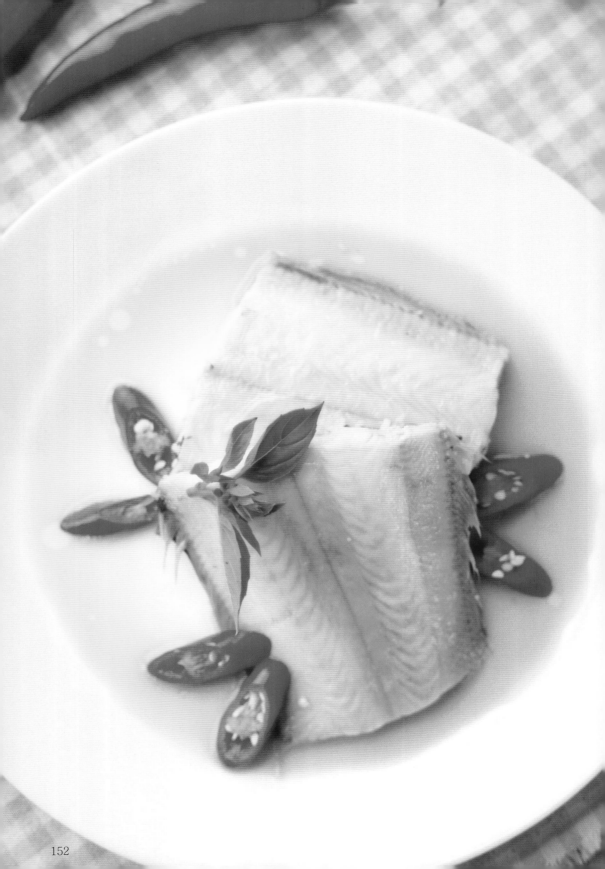

开胃汁罗勒比目鱼　【制作时间：20分钟】

材料

比目鱼 ·························· 200 克
红辣椒 ··························· 50 克
姜 ································ 3 片
葱段 ····························· 适量
蒜片 ····························· 适量
罗勒 ····························· 少许

调料

苹果醋 ······················ 20 毫升
白醋 ························· 10 毫升
生抽 ·························· 5 毫升
芝麻油 ························· 少许

做法

1 将比目鱼洗净，去头尾，切成两段；将罗勒洗净，择去老茎。

2 将红辣椒洗净，去蒂，切斜片。

3 锅中注水烧开，放入姜片、葱段、蒜片，煮沸。

4 放入比目鱼后关火，盖上锅盖，浸泡15分钟后捞出，装盘，点缀上红辣椒。

5 将苹果醋、白醋、生抽、芝麻油拌匀，调成开胃汁，淋入盘中，最后撒上罗勒。

小叮咛

新鲜的比目鱼，肉质坚实且有弹性，手指压后凹陷能立即恢复。

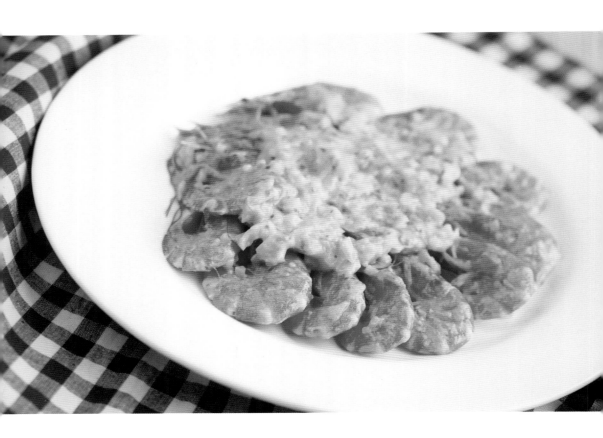

白酱大虾 【制作时间：15分钟】

<table>
<tr><td>材料</td><td>九节虾300克，大蒜、红葱头、奶油各适量</td><td>调料</td><td>糙米醋300毫升，辣椒粉3克，白酱、沙拉酱、白酒、柠檬汁各适量</td></tr>
</table>

做法

1 锅中注水烧开，加入糙米醋、白酒。

2 将洗好的九节虾放入沸水锅中煮10分钟，捞出，沥干水分。

3 将大蒜、红葱头去衣，拍碎。

4 锅中倒入奶油烧热，下大蒜、红葱头，炒出香味。

5 放入九节虾，加入白酱、辣椒粉、沙拉酱、柠檬汁，拌炒3分钟，即可出锅。

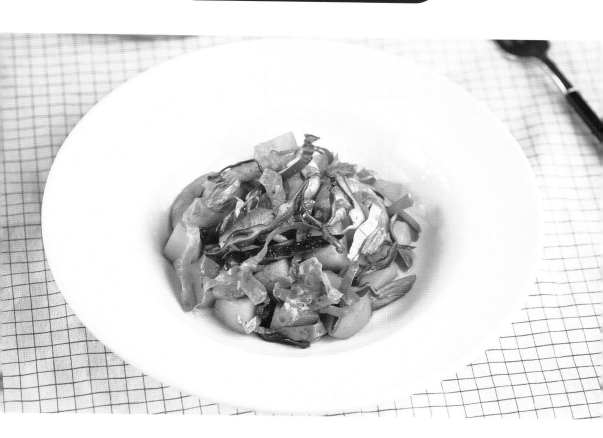

黄桃拌鲜虾 【制作时间：8分钟】

材料	基围虾10只，黄桃肉、生菜、紫甘蓝各适量

调料	盐、黑胡椒粉各2克，橄榄油适量，葡萄酒醋15毫升

做法

1 将处理干净的基围虾去头去壳，仅留尾壳，放入沸水锅中汆熟，捞出沥干。

2 将洗净的黄桃肉切小块，将洗好的生菜、紫甘蓝均切成丝，与汆熟的基围虾一起装碗。

3 碗中加入盐、黑胡椒粉、橄榄油、葡萄酒醋，拌匀后盛盘即可。

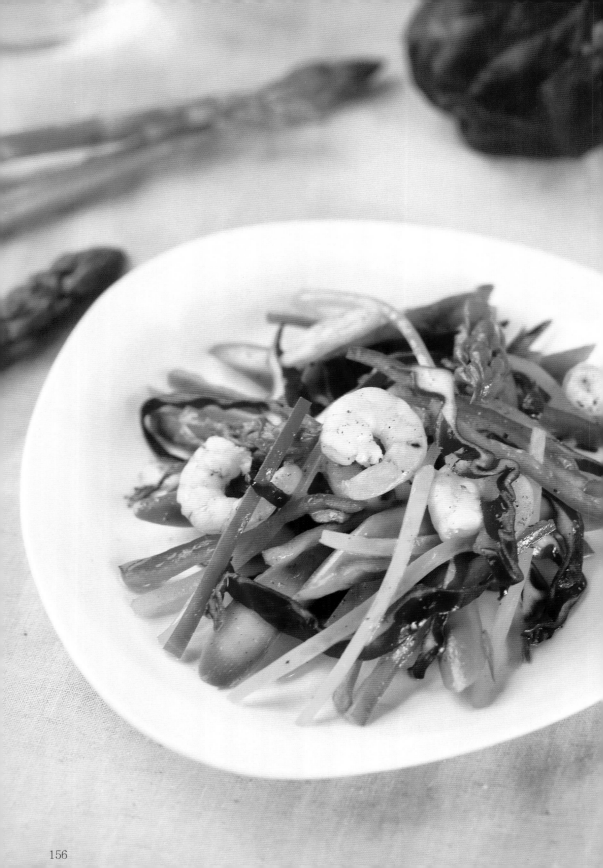

油醋风味鲜虾杂蔬 【制作时间：8 分钟】

材料

虾仁 .... 150 克
紫甘蓝 .... 50 克
芦笋 .... 50 克
红甜椒 ....适量
黄甜椒 ....适量
姜 .... 2 片
葱段 ....少许

调料

橄榄油 .... 10 毫升
苹果醋 .... 15 毫升
盐 ....少许
黑胡椒粉 ....少许

做法

1 将洗好的芦笋切斜段；将洗好的紫甘蓝和红甜椒、黄甜椒均切成丝。

2 锅中注水烧开，倒入芦笋段焯熟，捞出沥干。

3 锅中加入姜片、葱段续煮，放入处理好的虾仁稍烫，变色即捞出，沥干。

4 将橄榄油、苹果醋、盐、黑胡椒粉拌匀，调成油醋汁。

5 取一碗，放入余熟的虾仁、芦笋段、紫甘蓝丝和红甜椒丝、黄甜椒丝，淋入油醋汁，拌匀后盛盘即可。

小叮咛

焯芦笋时可在锅中加少许食用油，这样能使芦笋的色泽保持青翠。

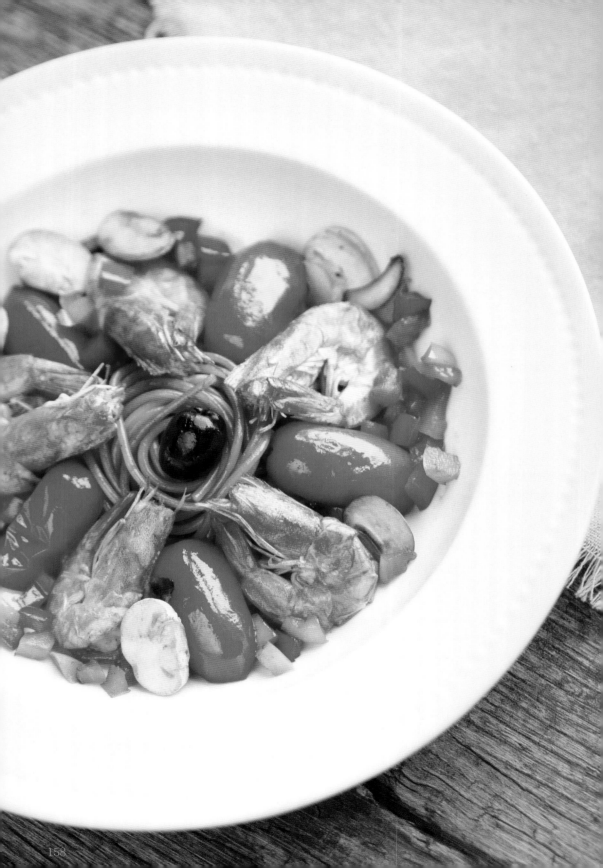

彩椒鲜虾意大利面 【制作时间：18分钟】

扫一扫 看视频

材料

意大利面..........................20 克
九节虾..............................5 只
红甜椒丁............................适量
黄甜椒丁............................适量
圣女果..............................适量
蘑菇片..............................适量
黑橄榄..............................适量
蒜片..............................少许

调料

糙米醋..........................10 毫升
橄榄油............................适量
白酒..............................适量
盐..............................少许

做法

1 水烧开，放入意大利面煮至七成熟，捞出。

2 将洗好的圣女果对半切开。

3 平底锅中倒入橄榄油烧热，下蒜片炒至上色。

4 放入处理干净的九节虾，煎至虾身弯曲、两面上色。

5 加入红甜椒丁、黄甜椒丁和圣女果、蘑菇片、黑橄榄，淋入白酒，拌炒一会儿。

6 加入意大利面一起拌炒。

7 加入盐、糙米醋，炒匀后即可出锅。

小叮咛

所谓七成熟，即意大利面浮上水面，夹断面条仍有面心。

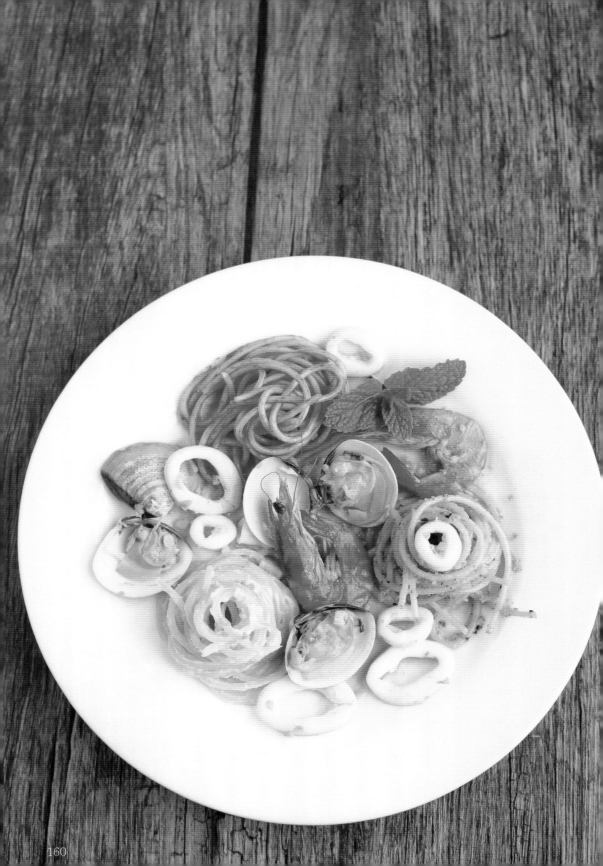

三色酱海鲜意大利面

【制作时间：15 分钟】

扫一扫 看视频

材料

意大利面	150 克
九节虾	2 只
蛤蜊	4 只
鱿鱼	适量
蒜末	少许

调料

糙米醋	30 毫升
橄榄油	适量
番茄酱	适量
白酱	适量
青酱	适量
白酒	10 毫升

做法

1 将洗净的鱿鱼切圈。

2 水烧开，放入意大利面烫熟，捞出，分成 3 等份，备用。

3 锅中倒入番茄酱烧热，放入其中一份意大利面煮 1 ~ 2 分钟，盛出。

4 另起锅，倒入白酱烧热，放入另一份意大利面，同样煮 1 ~ 2 分钟，盛出。

5 将余下的一份意大利面与青酱拌匀，三份面条一起摆好盘。

6 热锅注入橄榄油，下蒜末爆香，放入洗净的九节虾、蛤蜊、鱿鱼，炒至上色。

7 淋入白酒、糙米醋，炒熟后排入盘中。

小叮咛

青酱不要过度搅拌，否则不仅口感不好，而且容易变色变质。

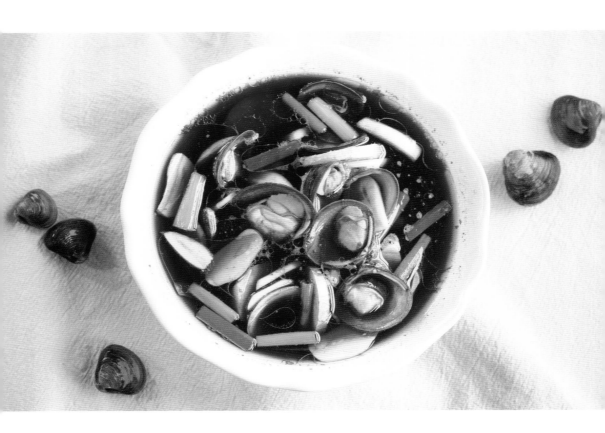

油醋风味拌蚬仔

【制作时间：1 天】

材料　蚬 300 克，葱、姜、去衣大蒜各少许

调料　梅子醋 20 毫升，乌醋 20 毫升，生抽、芝麻油各 10 毫升，白糖 3 克

做法

1　将洗净的葱切段；将洗净的姜、大蒜均切成片。

2　锅中倒入适量清水烧开，放入处理干净的蚬，以大火煮至蚬壳略开，捞出装碗。

3　碗中加入一半的温开水，加入葱段、姜片、蒜片。

4　加入梅子醋、乌醋、生抽、芝麻油、白糖，拌匀，腌渍 1 天至完全入味即可食用。

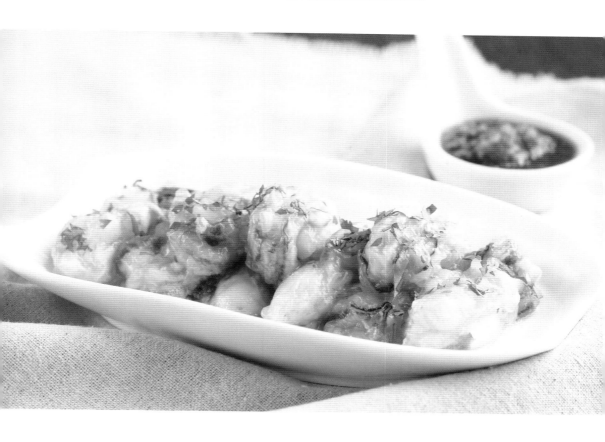

醋香生蚝 【制作时间：13 分钟】

材料 生蚝肉 150 克，去皮白萝卜 50 克，姜、香菜各少许

调料 金橘醋、日式酱油各 20 毫升，淀粉 10 克，黑胡椒少许

做法

1 将去皮的姜与白萝卜均磨成泥状。

2 将洗净的香菜切末。

3 将洗净的生蚝肉均匀地粘裹上淀粉，待用。

4 水烧开，放入生蚝氽烫至熟，捞出沥水，排盘，撒上香菜末。

5 将白萝卜泥、姜泥、金橘醋、日式酱油、黑胡椒拌匀，调成味汁，即可蘸食。

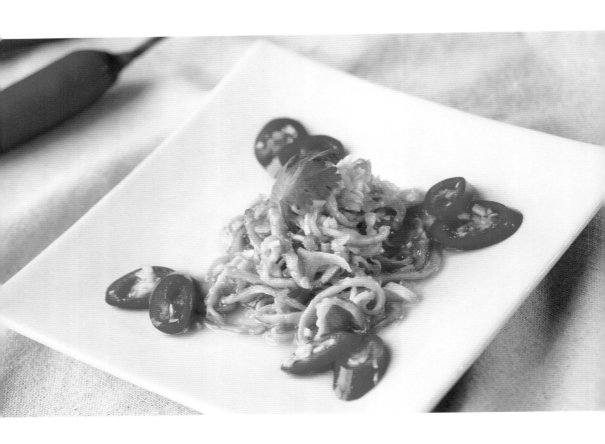

老醋海蜇丝 【制作时间：3分钟】

材料	水发海蜇丝 200 克，红椒 15 克，蒜末适量，香菜少许

调料	盐 2 克，白糖、陈醋、芝麻油、食用油各适量

做法

1 洗净的红椒切成圈，备用。

2 锅中注水烧开，加少许食用油，倒入海蜇丝煮 1 分钟，捞出装碗。

3 碗中加入红椒、蒜末、盐、陈醋、白糖、芝麻油，拌匀至入味，装盘，点缀上香菜即可。

小叮咛

陈醋最好食用时再加入，太早放醋的话，会导致海蜇变软，口感变差。

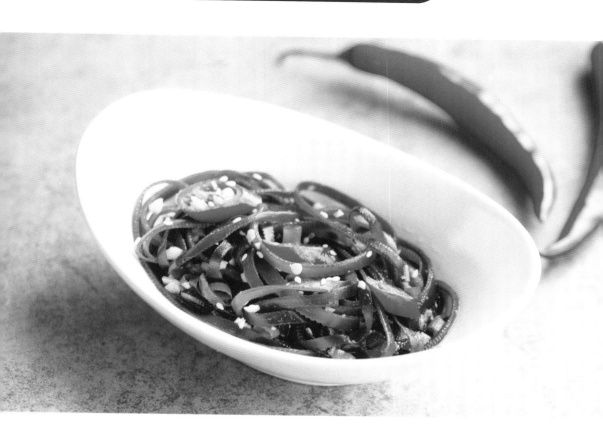

凉拌海带丝 【制作时间：3分钟】

材料 水发海带丝 100 克，红辣椒 50 克，熟白芝麻、蒜末、葱花各少许

调料 盐 2 克，陈醋 5 毫升，白醋 8 毫升，生抽、芝麻油各少许

做法

1 将洗净的红辣椒切圈，备用。

2 水烧开，放入盐、白醋，倒入洗净的海带丝，搅匀，大火煮至断生后捞出，沥干水分。

3 把海带丝、红辣椒装盘，撒上蒜末、葱花，加入盐、陈醋、芝麻油、生抽，拌至入味。

4 最后撒上熟白芝麻，摆盘即成。

沙拉篇

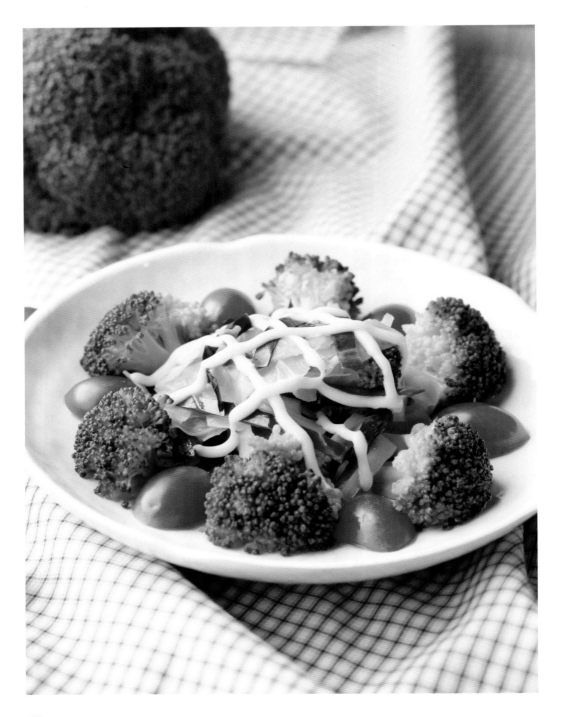

西蓝花沙拉 【制作时间：3分钟】

材料

西蓝花.............................. 80 克
包菜 .... 50 克
紫甘蓝.............................. 50 克
圣女果.............................. 40 克

调料

盐 .... 少许
白醋 .... 少许
沙拉酱.............................. 少许

做法

1 将洗净的圣女果对半切开。

2 将洗净的包菜切成块；将洗净的紫甘蓝切成丝。

3 将洗净的西蓝花切成小朵。

4 锅中注水，用大火烧开，分别倒入包菜、西蓝花、紫甘蓝焯煮片刻。

5 将焯好的食材放入凉水中放凉，捞出，沥干水分。

6 将蔬菜装入碗中，加入盐、白醋，拌匀，装盘，摆上圣女果。

7 挤上少许沙拉酱，即可食用。

小叮咛

紫甘蓝焯水不宜过久，
以免破坏其中的花青素。

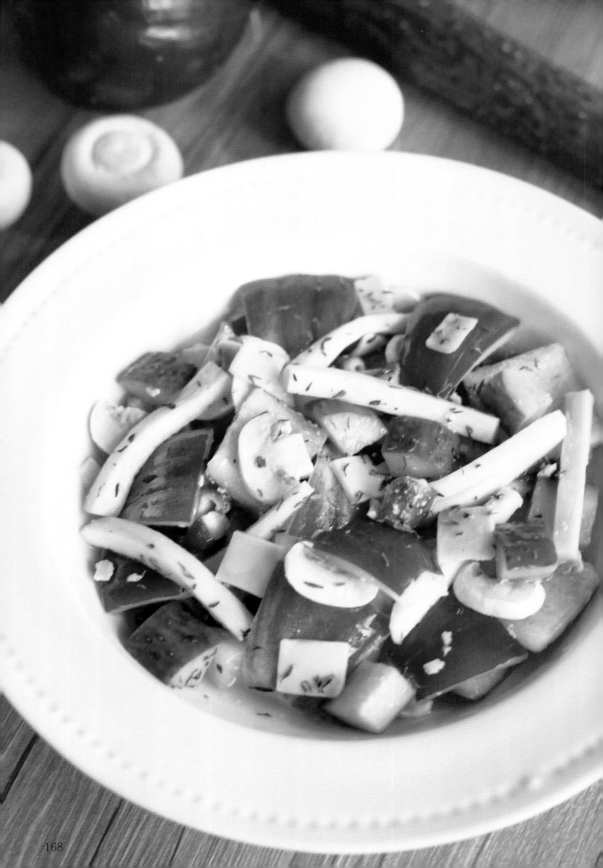

洋葱蘑菇沙拉 【制作时间：3分钟】

材料

黄瓜 .... 70 克

洋葱 .... 30 克

杏鲍菇 .... 50 克

香菇 .... 50 克

口蘑 .... 50 克

乳酪 .... 适量

百里香碎 .... 10 克

调料

盐 .... 2 克

橄榄油 .... 4 毫升

香醋 .... 4 毫升

白糖 .... 少许

黑胡椒粉 .... 少许

做法

1 将洗净的杏鲍菇切条。

2 将洗净的香菇去柄，与洗好的黄瓜均切成丁。

3 将洋葱去衣，与洗好的口蘑均切成片。

4 水烧开，倒入杏鲍菇、香菇、口蘑氽煮至断生，捞出过一下凉水，沥干。

5 取碗，倒入氽熟的食材，放入洋葱、黄瓜和撕成小块的乳酪，拌匀。

6 加入盐、黑胡椒粉、橄榄油、香醋、白糖，搅拌至入味。

7 将拌好的沙拉装入盘中，撒上百里香碎即可。

小叮咛

香菇最好用流水冲洗，能更好地去除杂质。

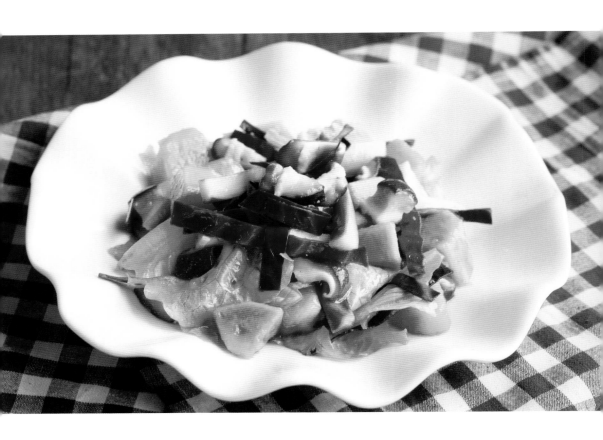

香菇木瓜沙拉 　【制作时间：2分钟】

材料	紫甘蓝 30 克，木瓜 50 克，香菇 50 克，生菜 20 克

调料	蜂蜜适量，橄榄油 10 毫升，盐、白醋各少许

做法

1 将木瓜去皮洗净，去籽，切丁。

2 将洗好的紫甘蓝切丝。

3 将洗净的香菇去蒂，切块。

4 将洗净的生菜用手撕成小段。

5 锅中注入适量清水烧开，分别倒入

香菇、紫甘蓝，氽煮片刻，捞出。

6 将焯好的食材放入凉水中冷却，捞出沥水，装碗。

7 碗中再放入木瓜、生菜，加入盐、白醋、蜂蜜、橄榄油，拌匀，装盘即可。

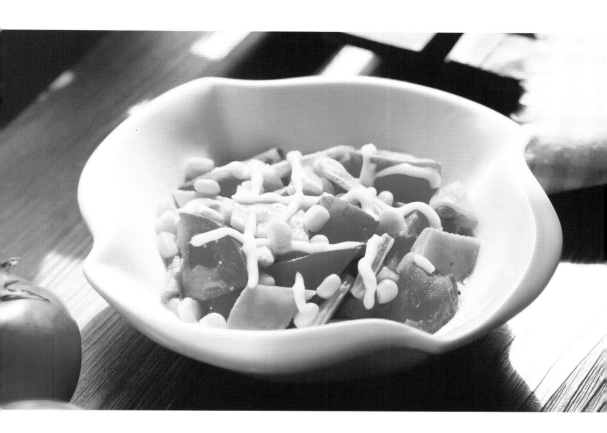

扁豆西红柿沙拉

【制作时间：3分钟】

材料	扁豆 150 克，西红柿 70 克，熟玉米粒 50 克

调料	白醋 5 毫升，橄榄油 10 毫升，胡椒粉 2 克，盐、沙拉酱各少许

做法

1 将洗净的西红柿去蒂，洗好的扁豆撕去老茎，均切成块。

2 水烧开，倒入扁豆，搅匀，煮至断生。

3 将烫过的扁豆放入凉水中过凉，捞出，沥干水分。

4 将扁豆、西红柿、熟玉米粒一起盛盘，加入盐、胡椒粉、橄榄油、白醋，拌匀调味。

5 最后挤上沙拉酱，即可食用。

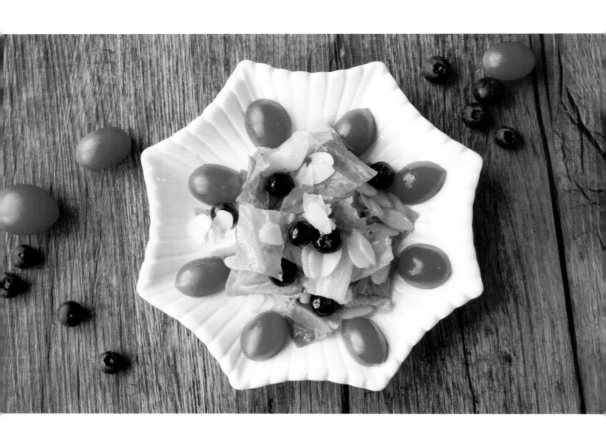

油醋汁素食沙拉

【制作时间：2分钟】

材料　　生菜 40 克，圣女果 50 克，蓝莓 10 克，杏仁 20 克

调料　　苹果醋 10 毫升，白糖 5 克，橄榄油适量

做法

1 将洗净的圣女果对半切开；将洗好的生菜切片。

2 碗中放入生菜、杏仁和洗净的蓝莓，加入橄榄油、白糖、苹果醋，拌匀。

3 将拌好的蔬果装盘，摆上圣女果。

小叮咛

做好的沙拉可以放入冰箱中冷藏，这样吃起来口感更好。

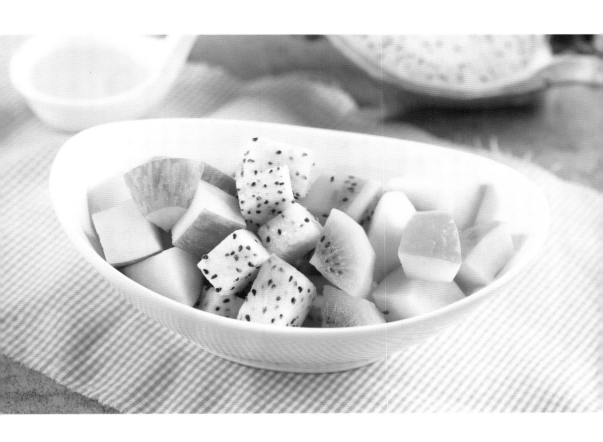

夏日果缤纷　【制作时间：2分钟】

| 材料 | 猕猴桃 1 个，苹果、番石榴、火龙果各适量 | 调料 | 金橘醋 20 毫升，橄榄油 10 毫升，盐少许 |

做法

1 将金橘醋、橄榄油、盐拌匀，调成蘸汁。

2 将洗净的番石榴切成瓣，去籽，切去头尾，切块。

3 将猕猴桃、火龙果去皮，与洗好的苹果均切成块。

4 将所有的水果排入盘中，食用时蘸汁即可。

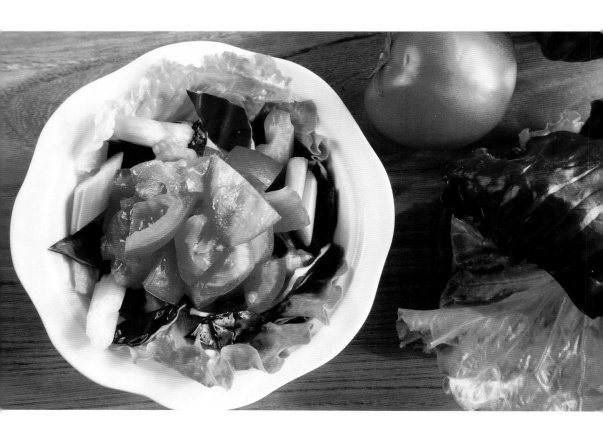

彩蔬冰沙拉

【制作时间：62分钟】

材料	西红柿 150 克，生菜 2 片，紫甘蓝 1 片，西芹 适量

调料	菠萝醋 90 毫升，橄榄油适量，盐少许

做法

1 将蔬菜全部洗净，西红柿去蒂切块。

2 将西芹切斜段；将紫甘蓝切块。

3 把所有蔬菜一同装盘，放入冰箱中冷藏 1 小时，取出。

4 将菠萝醋、橄榄油、盐拌匀，调成味汁，淋在蔬菜上即可。

小叮咛

腹泻及肝病患者不宜食用紫甘蓝。

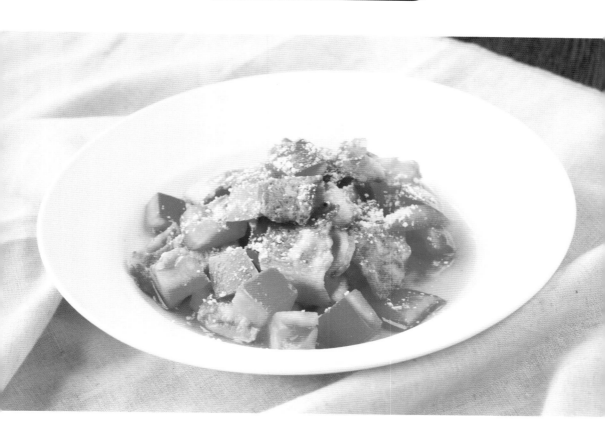

西红柿培根沙拉

【制作时间：4分钟】

材料	西红柿 100 克，培根 50 克，乳酪粉适量

调料	苹果醋 20 毫升，橄榄油 10 毫升

做法

1 将洗净的西红柿去蒂，切小块；将培根切成小片。

2 锅中倒入橄榄油烧热，放入培根煎成金黄色，盛出。

3 将西红柿和煎好的培根装盘，加入苹果醋，拌匀，最后撒上乳酪粉。

小叮咛

有蒂的西红柿较新鲜，蒂部呈绿色的更好。

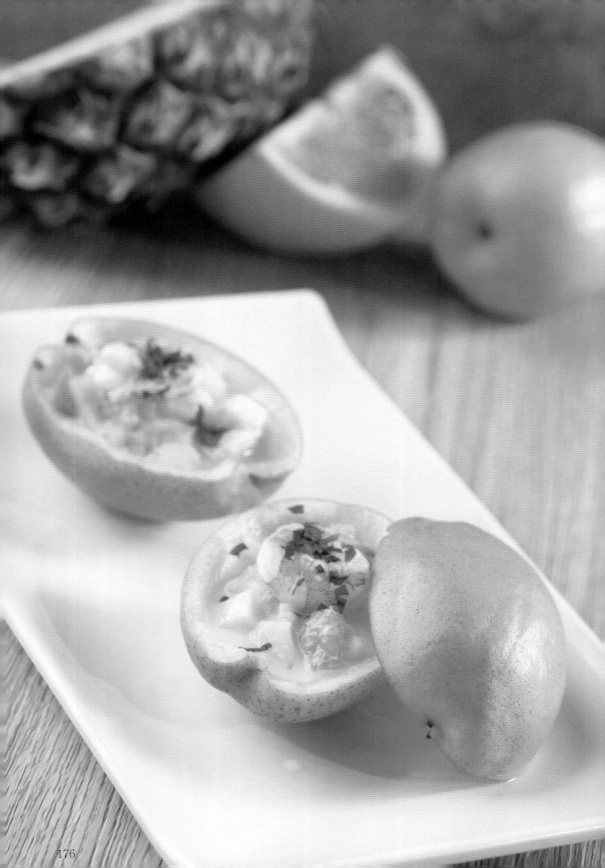

香梨大虾沙拉

【制作时间：5 分钟】

扫一扫 看视频

材料

香梨 ························ 2 个
菠萝肉 ····················· 50 克
葡萄柚 ····················· 50 克
虾仁 ······················· 50 克
香菜 ······················· 少许
酸奶 ······················· 50 克

调料

柠檬醋 ····················· 20 毫升

做法

1 将香梨洗净，对半切开，挖出果肉，将果肉切丁。

2 将葡萄柚去皮，与菠萝肉一起切成小丁。

3 将香菜洗净，切末备用。

4 将处理好的虾仁放入沸水中汆熟，捞出，沥干水分。

5 将柠檬醋、酸奶拌匀，调成沙拉汁。

6 将虾仁、葡萄柚丁、菠萝肉丁和香梨丁排入香梨盅里，淋上沙拉汁，最后撒上香菜末。

小叮咛

菠萝肉最好放入淡盐水中浸泡一下。

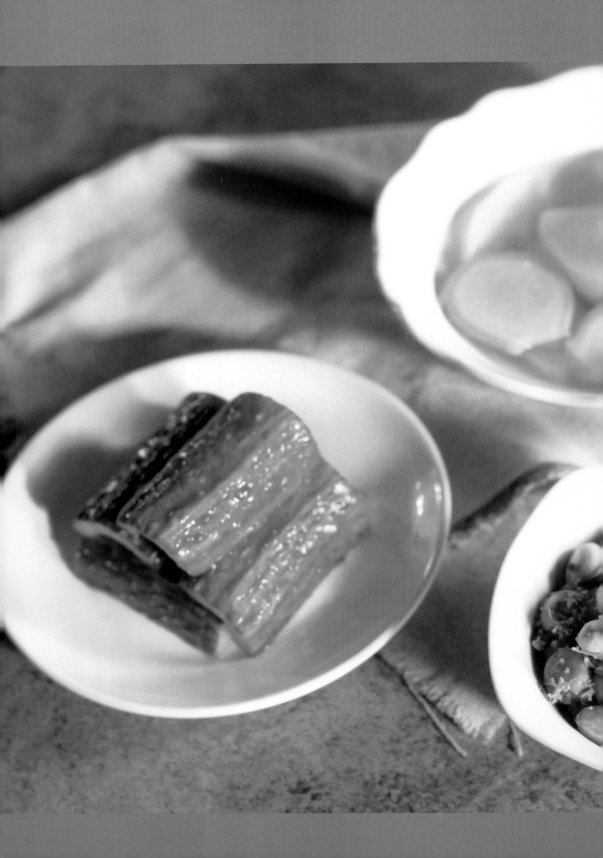

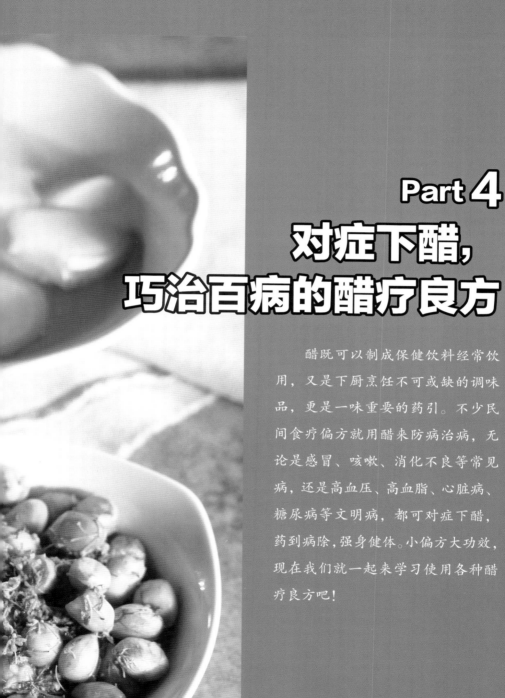

Part 4
对症下醋，
巧治百病的醋疗良方

醋既可以制成保健饮料经常饮用，又是下厨烹饪不可或缺的调味品，更是一味重要的药引。不少民间食疗偏方就用醋来防病治病，无论是感冒、咳嗽、消化不良等常见病，还是高血压、高血脂、心脏病、糖尿病等文明病，都可对症下醋，药到病除，强身健体。小偏方大功效，现在我们就一起来学习使用各种醋疗良方吧！

感冒

感冒多因气候冷暖失常、六淫外邪侵袭人体所致，可引起头痛、发热、鼻塞、流涕、打喷嚏、恶寒、四肢酸痛、痰稠、咳嗽、咽痛等症状。

中医将感冒分为风寒感冒、风热感冒、暑湿感冒和体虚感冒。风寒感冒的治疗以辛温解表、宣肺散寒为主；风热感冒应选择具有辛凉解表、祛风清热功效的食疗方法；暑湿感冒的治疗以透表化湿、清热解毒为主；体虚感冒应注意补中益气、调养脾胃。

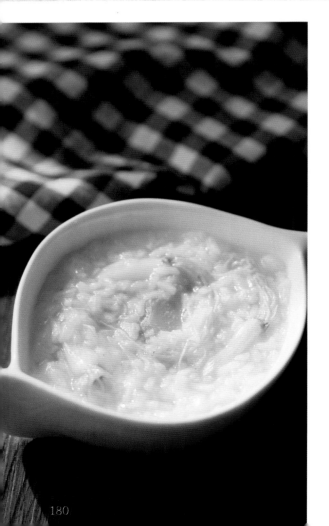

神仙粥

驱散风寒、补中益气、消脂解毒

材料 生姜 10 克，带须葱白 7 段，糯米 50 克，食醋 10 毫升

做法

1 将带须葱白洗净，用刀拍破；将糯米淘洗干净；将生姜洗净。

2 砂锅中注入适量清水烧开，放入糯米、生姜、带须葱白，加盖，煮至糯米熟软。

3 加入食醋，搅拌均匀，关火后盛出即可。

用途

可用于感冒初期所致的发热、怕冷、浑身酸痛、鼻塞、流涕、咳嗽、打喷嚏以及胃寒呕吐、不思饮食等症。

用法 日服 2 次，喜吃甜食者可以加糖食用。

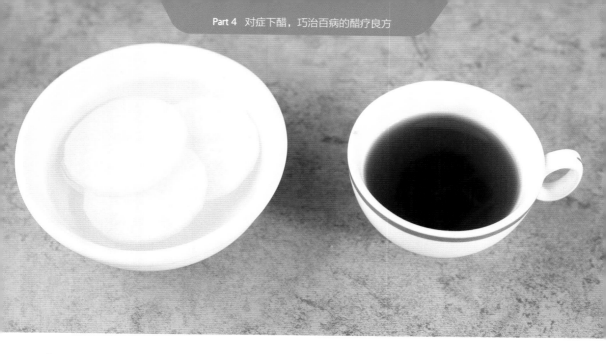

萝卜米醋方

清热解毒、健脾化湿

材料　白萝卜 250 克，米醋适量

做法

1　将白萝卜去皮洗净，切成片。

2　取一碗，放入白萝卜片，加入适量米醋，浸泡 2 小时后即可食用。

用途

适用于治疗流行性感冒、普通感冒等。

用法　日服 2 ~ 3 次。

生姜糖醋茶

驱散风寒

材料　姜丝 3 克，红糖 10 克，食醋 3 毫升，茶叶 3 克

做法

1　取一个茶杯，放入洗净的姜丝、茶叶。

2　加入红糖、食醋，再倒入适量沸水冲泡，5 分钟后即可饮用。

用途

适用于风寒感冒初期引起的头痛、鼻塞、流清涕。

用法　代茶热服，每日 3 次。

咳嗽

咳嗽是指由外感或内伤等因素，导致肺失宣肃、肺气上逆、冲击气道、发出咳声或伴咯痰为特征的一种病症。

中医将咳嗽分为外感咳嗽和内伤咳嗽。外感咳嗽以祛邪利肺为治疗原则，即祛风寒、散风热、润肺燥以宣降肺气；内伤咳嗽以祛邪扶正为治疗原则，用祛痰、清火、疏肝、健脾、补肺、益肾等疗法，使肺能主气，宣降有权。

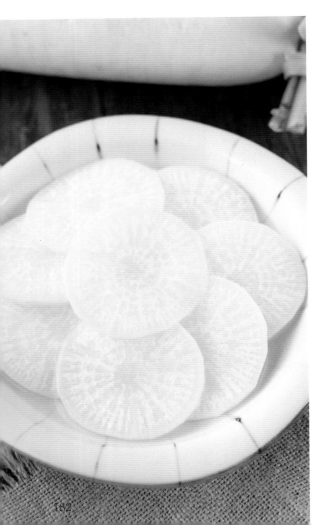

萝卜糖醋方

开胃消食、止咳化痰、杀虫止痢

| 材料 | 白萝卜 250 克，白糖、米醋各适量 |

做法

1 将白萝卜去皮洗净，用凉开水冲洗后切成薄片。

2 取一碗，放入白萝卜片，加入米醋、白糖。

3 搅拌均匀即可食用。

用途

适用于治疗小儿伤食、肺热咳嗽、细菌性痢疾等。

| 用法 | 佐餐食用，每日 2 次。 |

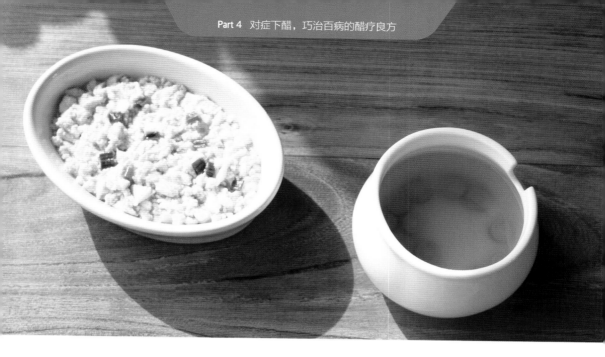

豆腐醋方

调和脾胃、清热生津

材料 豆腐 500 克，食用油、醋各 50 毫升，葱花、盐各少许

做法

1 锅中注入食用油烧热，加入葱花，撒入少许盐。

2 放入豆腐，用锅铲将豆腐压成泥状，翻炒均匀。

3 加入醋，注入少许清水，翻炒一会儿，关火盛出即成。

用途

适用于治疗风寒咳嗽、咳痰稀白。

用法 佐餐食用。

甘草蜜醋汤

清热解毒、祛痰止咳

材料 甘草 6 克，蜂蜜 30 克，醋 1 毫升

做法

1 将洗净的甘草装入碗中。

2 加入蜂蜜、醋，再注入开水冲泡。

3 稍稍搅拌，泡至甘草出味，趁热饮用即可。

用途

适用于治疗久咳。

用法 早晚代茶饮。

哮喘

哮喘的主要症状是喘息、气促，表现为呼吸困难且带哮鸣声，喉中咻咻作响，胸喉之间顽痰瘀积梗塞，有的兼有咳嗽。

中医认为，治疗哮喘应遵循发时治标、平时治本的原则。发作时寒症宜温化宣肺，热症宜清热肃肺；未发作时，应当用益气、健脾、补肾等法扶正培本。

米醋煮鸡蛋

益肺养身

| 材料 | 鸡蛋若干个，米醋适量 |

| 用途 |

适用于治疗季节性哮喘。

| 做法 |

1 锅中注入适量米醋，放入洗净的鸡蛋。

2 待鸡蛋煮熟后捞出，剥除蛋壳。

3 将去壳鸡蛋放回锅中，续煮5分钟，关火后盛出即可。

| 用法 | 只吃鸡蛋，每次吃1个，日服2次。 |

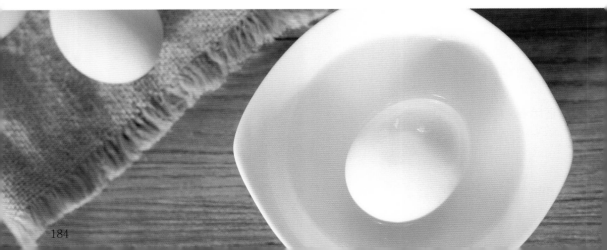

支气管炎

支气管炎多由外感时邪、烟呛等因素导致痰饮内聚，分为急性和慢性。前者的主要症状为频繁而刺激性的干咳、恶寒发热、咽痛等；后者主要表现为反复发作性咳嗽、咳痰等。

急性支气管炎属于中医学的"外感咳嗽"范畴，治疗时宜疏风润燥、宣肺止咳。慢性支气管炎病因复杂，但与脾、肺、肾三脏关系密切，尤以肾为重要，故补肾是治疗慢性支气管炎重要的法则。

芝麻油醋蛋方

益肺养阴、止咳

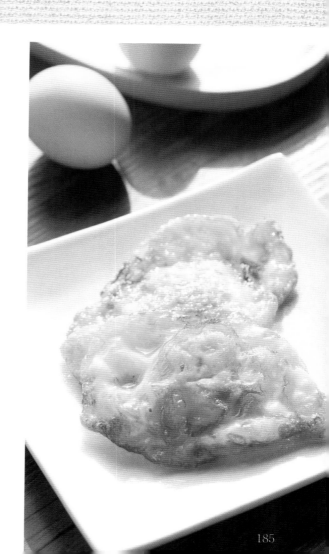

| 材料 | 芝麻油 50 毫升，鸡蛋 2 个，醋适量 |

做法

1　锅中注入芝麻油烧热，打入鸡蛋。

2　鸡蛋炸熟后加入醋，续煮一会儿，即可关火盛出。

用途

适用于治疗慢性支气管炎咳嗽、季节性咳嗽。

用法

早晚各食 1 个鸡蛋，用药时禁烟酒。

185

咽喉炎

咽喉炎主要表现为咽喉痒、咽喉疼痛或咽喉有异物感、干燥感。根据中医理论，咽喉炎有内因、外因之分，外因多为感受风寒之邪，内因多为素体阴虚，又嗜食辛辣煎炒，痰热蕴结，引起郁积的热毒上浮咽喉。

中医通常认为，咽喉诸病皆属火，治疗时可用一些滋阴、疏风、清热、利咽之物。

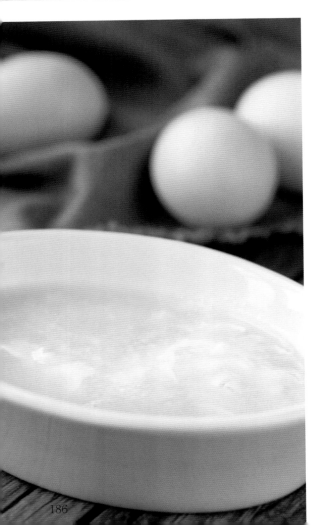

金银花桔梗醋蛋方

清热解毒、润喉

扫一扫 看视频

材料　金银花 5 克，桔梗 2 克，生鸡蛋 1 个，米醋 15 毫升

做法

1　锅中注入 30 毫升清水，加入米醋，加热煮沸。

2　放入洗净的金银花和桔梗，转小火，煎煮 4 分钟，捞出药渣。

3　将鸡蛋敲开，倒出蛋清，再把蛋清加入醋药汁中，搅拌均匀，待熬煮至黏稠状时盛出。

用途

适用于治疗慢性咽炎。

用法　挑一小块药膏入口含化、慢咽，每隔 20 分钟含 1 口。

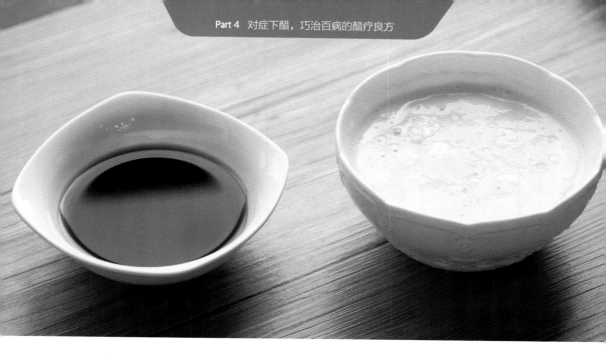

万年青叶醋方

清热解毒、化瘀止血

| 材料 | 鲜万年青叶 3 ~ 5 片，醋 50 毫升 |

做法

1 将鲜万年青叶捣成汁，装入碗中。

2 再加入醋，混合均匀即可。

用途

适用于治疗咽喉肿痛。

用法 频频含咽。

半夏米醋蛋汤

滋阴、养血、润燥、化痰

| 材料 | 半夏 5 克，鸡蛋 2 个，米醋 20 毫升 |

做法

1 将鸡蛋敲开，取出蛋清。

2 将半夏研磨成细末。

3 取一碗，倒入蛋清，加入研磨好的半夏，搅拌均匀。

4 锅置火上，倒入拌匀的蛋液、米醋，煮沸后含服。

用途

适用于治疗咽喉炎。

用法 日服 2 次。

消化不良

消化不良多表现为饭后胃脘部疼痛或不适，常伴有恶心、嗳气、打嗝、肚子胀等。长期的消化不良还会导致营养不良、免疫功能下降等。

中医治疗消化不良，重点在于健胃理气、化积滞、化痰热、下气生津，平时的饮食也应以温、软、淡、素、鲜为宜，做到定时定量、少食多餐。

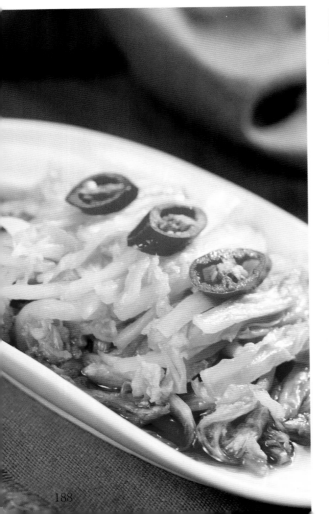

扫一扫 看视频

糖醋白菜方

开胃、助消化

| 材料 | 白菜心 100 克，红尖椒 100 克，盐、白糖、生抽、芝麻油各少许，白醋 50 毫升 |

做法

1 将白菜心洗净，切条，用盐腌渍至出水；将一个红尖椒洗净，切斜段；用清水洗掉白菜心的盐分，再用手挤出水分，装盘，撒上尖椒段。

2 淋上由白糖、白醋、生抽调成的汁。

3 锅中注入芝麻油烧热，放入另一红尖椒炸至焦黄，将热油淋在白菜心上，盖上锅盖使香辣味渗透到白菜心中即成。

用途

适用于治疗消化不良、腹胀、食欲不振等。

| 用法 | 佐餐食用。 |

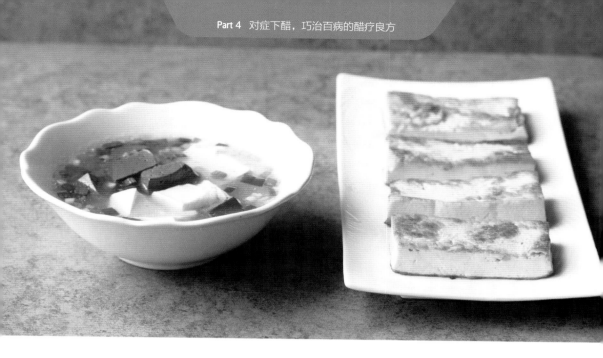

豆腐鸭血汤

开胃、助消化

材料　鸭血 500 克，豆腐 50 克，青蒜 1 根，精盐、芝麻油、味精、太白粉、黄酒、醋各适量

做法

1　将鸭血、豆腐洗净切块；将青蒜洗净，切碎成花。

2　锅中注入适量清水烧开，放入鸭血块和豆腐块，加入精盐、黄酒。

3　待水沸后加入少许太白粉勾芡，放入适量醋、芝麻油、味精，撒上青蒜花，关火起锅即成。

用途

适用于治疗消化不良、食欲不振。

用法　饭前食用。

豆腐米醋方

解毒、止泻

材料　豆腐 200 克，花生油适量，精盐少许，米醋 50 毫升

做法

1　将洗净的豆腐切成长方块。

2　锅中注入适量花生油烧热，放入豆腐煎香。

3　加入精盐调味，倒入米醋，稍煮片刻，关火后盛出即可。

用途

适用于治疗腹泻不愈、时好时发及消化不良引起的腹泻、体质虚弱等。

用法　温热空腹食用，日服 2 次，连服 5 ～ 7 天。

呕吐

　　根据中医理论，呕吐多因外感六淫、邪气犯胃、内伤七情以及饮食不节、劳倦过度等，引起胃气上逆而致呕吐，分为饮食内停、情志失调、痰饮留滞、脾胃虚寒、外邪犯胃等多种症候。

　　治疗呕吐的基本原则是和胃降逆，其中脾胃虚弱者重在益气健脾，胃阴不足者重在滋养胃阴，外邪犯胃者重在疏邪解表，食欲不振者重在消食化滞，肝气犯胃者重在疏肝理气。

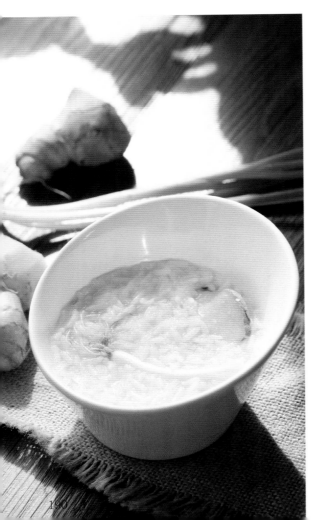

葱姜醋粥

补中益气、止吐、散寒

| 材料 | 连须葱白 5 ~ 7 根，生姜 3 ~ 5 克，糯米 50 ~ 100 克，醋 10 ~ 15 毫升 |

做法

1　将糯米淘洗干净；将连须葱白洗净；将洗净的生姜连皮切片。

2　锅中注入适量清水，放入糯米、生姜，煮至沸腾，加入葱白。

3　待粥将要煮好时，再加入醋，稍煮一会儿，关火后盛出即可。

用途

适用于治疗脾胃虚寒或体虚受风寒之呕吐。

用法　每日 1 次，趁热服用。

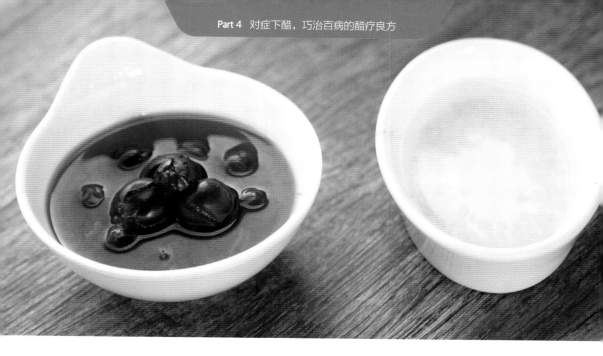

葡萄白醋方

助消化、止呕吐

| 材料 | 葡萄、白醋各适量 |

做法

1 锅置火上，放入洗净的葡萄，加入白醋，煮至熟。

2 关火，将煮好的葡萄和白醋盛出即可。

用途

适用于治疗消化不良、呕吐等。

用法 佐餐食用。

姜末醋方

温中散寒、止呕吐

| 材料 | 生姜末 3 克，醋适量 |

做法

1 锅置火上，注入适量清水，加入生姜末，煎煮一会儿。

2 加入少许醋，略煮，关火后盛出，趁热服用。

用途

适用于治疗过食生冷瓜果所致之厌食、恶心呕吐。

用法 顿服。

胃痛

胃痛是指上腹胃脘部近心窝处经常发生疼痛，其病因主要为外感寒邪、饮食所伤、情志不遂、脾胃虚弱等。

中医治疗胃痛，以理气和胃和止痛为基本原则。胃痛属实者，治以祛邪为主，用温胃散寒、消食导滞、疏肝理气、泄热和胃、活血化瘀、清热化湿之法；胃痛属虚者，治以扶正为主，用温中益气、养阴益胃之法。

青蒜醋方
温中健胃

材料

连叶青蒜 3 根，食醋适量

用途

主治胃脘痛。

做法

1 将连叶青蒜洗净，斜刀切成段。

2 锅置火上，放入连叶青蒜，再倒入食醋。

3 煮至熟，关火后盛出即可。

用法

痛时即饮。胃酸过多者应慎用。

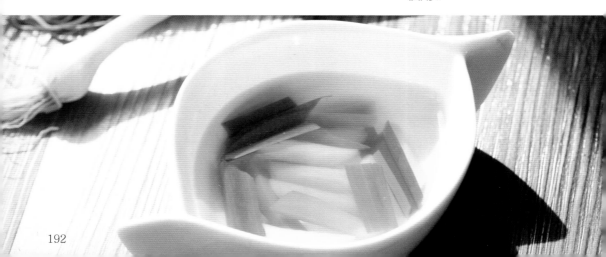

胃炎

胃炎主要表现为发热、恶心、呕吐、腹泻、腹痛、脱水、休克、脐周压痛等，有时与消化道溃疡症状相似。胃炎分急性和慢性两种，慢性胃炎多因长期情志不遂、饮食不节、劳逸失常，导致肝气郁结、脾失健运、胃脘失和。

中医认为胃炎大多由湿热下注、脾胃失调所致，故治疗时主张清热利湿、解痉止痛、调理脾胃。

馒头醋方

开胃、止痛、解毒

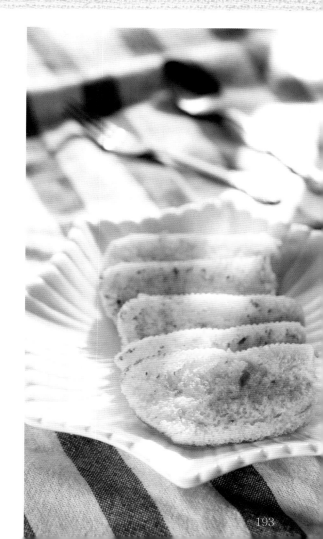

| 材料 | 馒头 1 个，米醋 30 毫升 |

做法

1 将馒头去皮，切成片。

2 锅中放入馒头片，开小火，煎至馒头底部稍硬后加入米醋。

3 馒头片煎至金黄色后翻面，续煎 5 分钟即可关火盛出。

用途

慢性萎缩性胃炎患者若有胃部隐隐作痛的症状，可服用本方。

用法

日服 3 次，每次服用 15 克。

泄泻

泄泻亦称腹泻，指排便次数增多、便质稀薄甚或呈水样便的一种病症，多为外邪侵袭、饮食所伤、情志不遂、脏腑虚衰等导致脾胃运化及肠道功能失调所致。

中医治疗泄泻的原则为寒湿者应温阳化湿，湿热者应清热利湿，暑湿者应祛暑渗湿，脾胃虚弱者应健脾益胃，肾阳虚衰者应温肾健脾、固涩止泻。

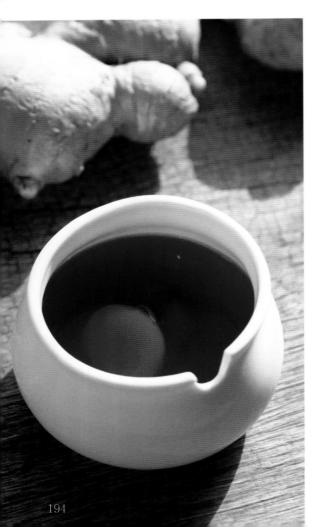

黄酒糖醋方

暖胃、祛寒、止泻

| 材料 | 醋 100 毫升，黄酒适量，老姜 5 片，红糖 50 克 |

做法

1 锅置火上，放入老姜，倒入醋、黄酒。

2 加入红糖，搅拌均匀。

3 煮至沸腾，关火后盛出，趁热服用。

| 用途 | 适用于治疗久泻不止。 |

| 用法 | 日服 1 次，至治愈为止。 |

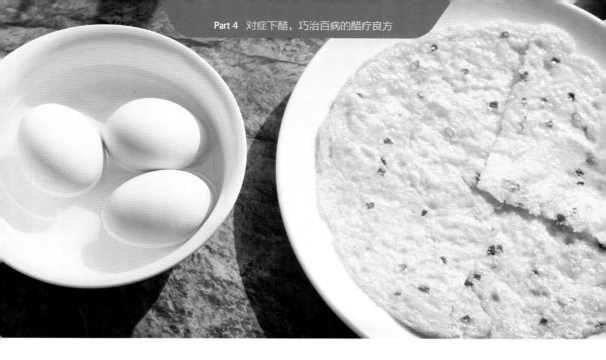

鸡蛋米醋方

健脾固脱

材料　鸡蛋数个，米醋适量

做法

1　锅置火上，放入洗净的鸡蛋，倒入米醋。

2　煮至蛋熟即可关火盛出。

用途

适用于治疗暴泻、水泻、伤食泻。

用法　日服 1 次，每次服 2 ~ 3 个蛋，连服 2 ~ 3 次。

生姜醋蛋方

温胃止泻

材料　姜末 15 克，鸡蛋 3 个，米醋 15 毫升，食用油、盐、葱花各适量

做法

1　将鸡蛋打入碗中，搅散，放入姜末，加入盐、葱花，混合均匀。

2　锅中注油烧热，放入混合好的蛋液，煎成鸡蛋饼。

3　在鸡蛋饼快熟之前加入米醋，略煮即成。

用途

适用于治疗腹泻。

用法　当点心食用。

便秘

便秘主要是指排便次数减少、粪便量减少、粪便干结、排便费力等，其发病原因有燥热内结、气虚无力或阴虚血少等。

治疗便秘，气虚者宜多用健脾、益气、润肠之物，使脾肺气足从而增强大肠的传导功能；血虚阴虚者宜用滋阴、养血、润燥之物，以增津液、润肠道、通大便。

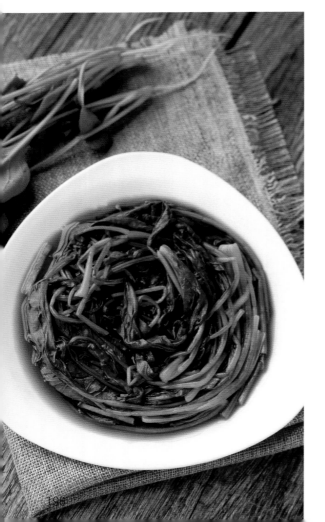

菠菜姜醋方

养血通便

材料　菠菜 250 克，生姜 25 克，生抽、芝麻油、花椒油、精盐、味精、醋各适量

做法

1　将菠菜摘去黄叶，切去根部，洗净切段；将生姜去皮，洗净切丝。

2　锅中注水烧开，放入菠菜焯水，捞出沥干，再轻轻挤干菠菜的水分，装入盘中，抖散放凉。

3　加入姜丝、醋、精盐、味精、生抽、芝麻油、花椒油，拌匀入味即成。

用途

适用于治疗老年性便秘、习惯性便秘、高血压等。

用法　随意食用。

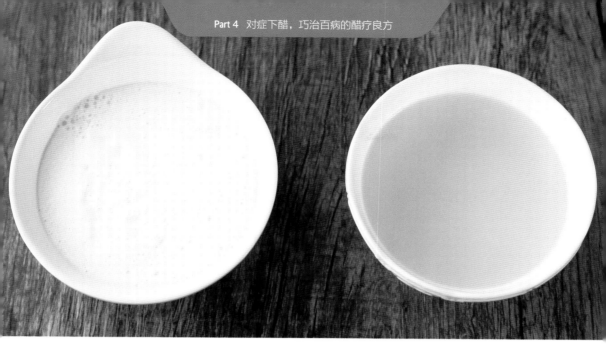

土豆醋汤

润肠通便

材料　土豆、醋各适量

做法

1　土豆去皮洗净，切碎。

2　取榨汁机，放入切碎的土豆，加入醋，榨成汁即可。

用途

适用于治疗便秘。

用法　清晨和午饭前各服半杯。

山楂萝卜醋汤

润肠通便

材料　生山楂 10 个，萝卜 1 个，醋少许

做法

1　将生山楂洗净；将萝卜洗净，连皮切成片。

2　锅中放入生山楂、萝卜，加入醋，注入适量清水。

3　文火煎煮，去渣取汁。

用途

适用于治疗便秘。

用法　每日 1 剂，分 3 次服用，可同时吃山楂。

胃、十二指肠溃疡

　　胃及十二指肠溃疡多有长期、慢性、周期性、节律性上腹痛。胃溃疡主要表现为进食后痛，疼痛部位多在上腹正中及左上腹；十二指肠溃疡多为饥饿痛及夜间痛，进食可缓解，疼痛部位在右上腹。

　　中医认为，脾胃虚弱、情志内伤、饮食不节是胃及十二指肠溃疡的主要原因，治疗时应注重温中散寒、疏肝和胃、行气止痛。

木瓜姜醋方

健脾化瘀、祛湿舒筋、散寒
解毒、通乳

材料　木瓜 500 克，生姜 30 克，醋 500 毫升

用途

适用于治疗脾胃虚寒性呃逆、胃及十二指肠溃疡、病后体弱、慢性胃炎、吃鱼虾过敏及产后子宫收缩无力等。

做法

1　将木瓜去皮洗净，竖切成两半，去籽，切厚片；将生姜洗净，连皮切片。

2　砂锅中放入木瓜、生姜，加入醋，开大火，搅拌均匀。

3　烧开后转小火，盖上盖，煮 10 分钟至熟，关火盛出即可。

用法　1 剂分 3 次服用，每天 1 次，连续服用 3 ~ 4 剂。

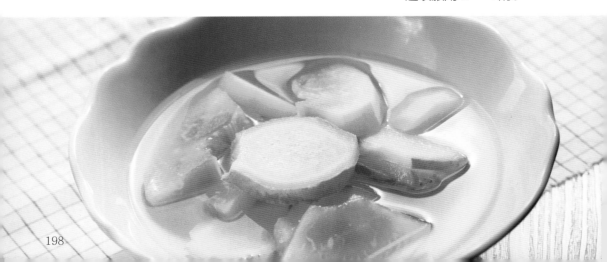

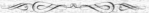

肠炎

　　肠炎的表现主要有腹痛、腹泻、稀水便或黏液脓血便，多由饮食失调、损伤脾胃、情志不遂、肝郁气滞或脾胃虚弱、中气不运所致。

　　中医治疗肠炎的原则为寒邪犯胃者应温中散寒、行气止痛，宿食停滞者应消食导滞、理气和胃，肝胃气滞者应疏肝泄热、和胃止痛。

消黄茶醋方

清热解毒、消黄疸

材料　绿茶 2.5 克，醋 20 毫升

做法

1　茶杯中放入洗净的绿茶，加入醋。

2　注入 300 毫升沸水，浸泡 10 分钟即成。

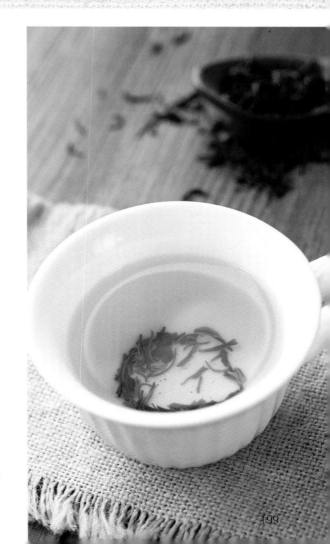

用途　适用于治疗黄疸（症状为面、目、身、尿鲜黄）与食欲不振、恶心呕吐、疲乏等，亦可用于治疗细菌性痢疾和肠炎。

用法　每日 1 剂，分 3 次服完，连服数剂直至痊愈。

黄疸

黄疸以目黄、身黄、小便黄为主要症状，尤以目睛黄染为其特征，多由脾湿胃热、熏蒸肝胆、胆液不循常道而溢于肌肤所致。

黄疸的发病有外感、内伤，病变脏腑多在肝、胆、脾、胃，分为阳黄和阴黄两大类。阳黄的治疗原则是清化湿热、疏泄肝胆，阴黄的治疗原则在于温化寒湿、健脾利胆。

威灵仙醋蛋方

祛风除湿、扶正去黄

材料　　威灵仙 30 克，鸡蛋 1 个，米醋 10 毫升

用途

适用于治疗黄疸症。

做法

1　锅中注入适量清水，放入洗净的威灵仙和鸡蛋，煎煮 30 分钟。

2　捞出鸡蛋，剥除蛋壳。

3　将去壳的鸡蛋放回锅中，加入米醋略煮即成。

用法　　吃蛋饮汤，日服 1 剂，服用时忌食猪肉和酸辣食物。

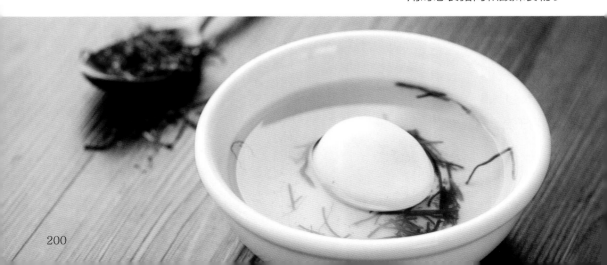

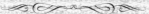

肝炎

　　肝炎的症状表现为恶心、食欲差、脘腹胀闷、大便时溏时秘、易疲劳、发热、出虚汗、肝区不适或疼痛、乏力等。

　　根据中医理论，治疗肝炎的重点在于疏肝理气、清热利湿、益气健脾、活血化瘀、滋养肝肾。

梨醋汤

清热解毒、散瘀杀虫

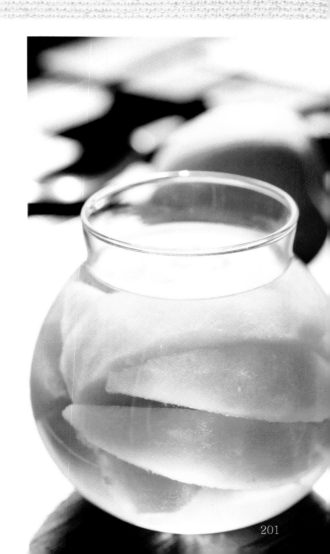

| 材料 | 梨子、醋各适量 |

做法

1　将梨子去皮洗净，分切成瓣。

2　用醋浸泡梨子 2 ~ 3 天即成。

| 用途 |

适用于治疗肝炎。

| 用法 | 经常食用，直至疾病痊愈。 |

水肿

水肿是指因感受外邪、饮食失调或劳倦过度等，导致体内水液潴留，泛溢肌肤，使人头面、眼睑、四肢、腹背，甚至全身浮肿的一类病症。

中医认为，水肿应分阴阳而治。阳水的治疗主要以发汗、利小便、宣肺健脾为主，阴水的治疗重点在于温阳益气、健脾、益肾、补心，兼利小便，酌情化瘀。

海带米醋方

利水、消肿

材料　鲜海带 120 克（干品 60 克），米醋适量

用途

适用于治疗各种类型的水肿、脚气病、颈淋巴结核、单纯性甲状腺肿等疾病。

做法

1　将鲜海带洗净，切成小块。

2　砂锅置火上，放入切好的海带，加入适量米醋和清水。

3　大火烧开后转小火，盖上盖，煮 10 分钟至海带熟透，关火后盛出即可。

用法　每日吃 1 次。胃及十二指肠溃疡患者不宜服用。

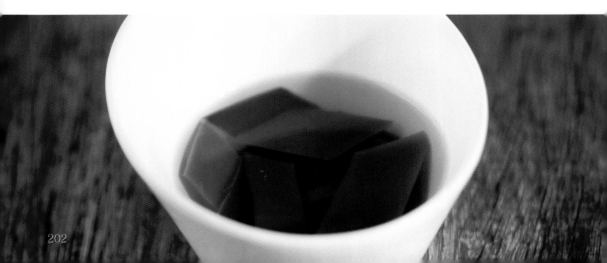

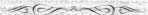

肾炎

肾炎的主要表现有乏力、肾区疼痛、食欲缺乏、血尿、水肿、高血压、肾功能异常、尿量减少（部分患者少尿）、充血性心力衰竭等。

中医认为，肾炎属于"水肿病"范畴，应以健脾助阳、滋阴补肾、温阳利水为治疗原则。

甘薯醋方
利水、消肿

| 材料 | 甘薯 250 ~ 500 克，米醋 30 毫升 |

做法

1　将甘薯去皮洗净，切块。

2　锅置火上，放入甘薯，加入米醋，注入适量清水。

3　煮至甘薯熟透，关火后盛出，即可食用。

用途

适用于治疗急性、慢性肾炎。

用法　每日吃 1 次。

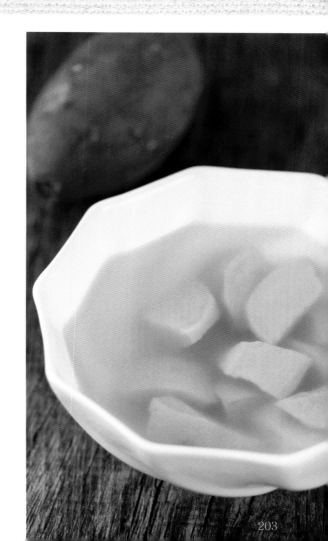

高血压

高血压的主要症状是头晕头痛、耳鸣健忘、失眠多梦、血压升高等，长期精神紧张、有高血压家族史、肥胖、饮食中含盐量高和大量吸烟者发病率高。

中医治疗高血压主张标本兼治，治标法则主要是平息肝阳、化痰祛湿、宁心安神、活血化瘀，治本法则主要是调治阴阳、滋补肝肾。

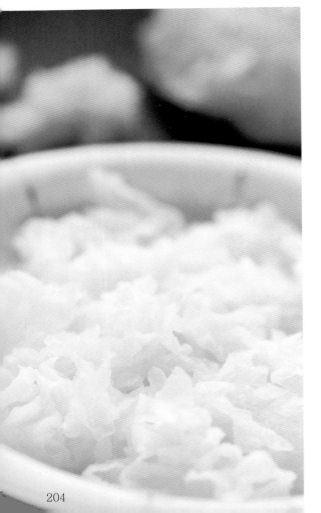

银耳糖醋方

凉血、清热、消炎

| 材料 | 银耳、白糖、醋各适量 |

做法

1 将银耳泡发，去除杂质、泥沙、蒂头。

2 用沸水将银耳冲洗干净，再掰成小块，装入盘中。

3 加入白糖、醋，搅拌均匀即成。

用途

适用于治疗高血压、荨麻疹、无名发热等。

用法 佐餐食用。

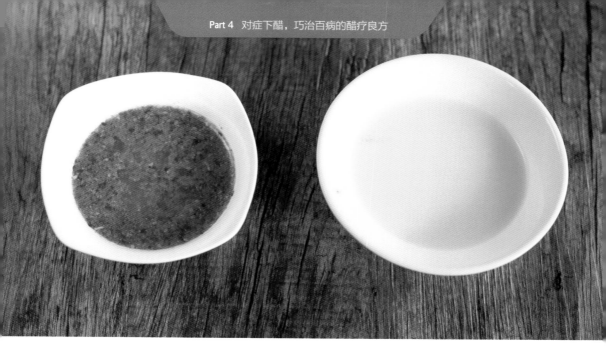

芝麻蜂蜜醋蛋方

补肝肾、润五脏、散瘀止痛

| 材料 | 芝麻 30 克，蜂蜜 30 克，鸡蛋 1 个，醋 30 毫升 |

做法

1 将鸡蛋敲开，取出蛋清，备用。

2 将炒过的芝麻研磨成细末，装入碗中。

3 加入醋、蜂蜜、蛋清，搅拌均匀即成。

用途

适用于治疗高血压。

用法　1 剂分 6 次服用，日服 3 次，常服有效。

降压醋蛋方

降血压

| 材料 | 鸡蛋 1 个，醋 60 毫升 |

做法

1 将鸡蛋打入碗中，加入醋，搅拌均匀。

2 锅置火上，倒入拌好的蛋液，煮熟即可。

用途

适用于治疗高血压。

用法　晨起空腹服用，7 天为 1 个疗程，可连服数疗程。

高血脂

高血脂的中医病机是在脏腑之气虚衰的基础上，因饮食不节、嗜食肥甘、好坐好静、七情劳伤等所致。在通常情况下，多数高血脂患者并无明显症状和异常体征，但该病可引起一些严重危害人体健康的疾病，如动脉粥样硬化、冠心病等。

根据中医理论，治疗高血脂以健脾祛湿为主要原则，有热者清热，有火者退火，有瘀者化瘀，有痰者祛痰。

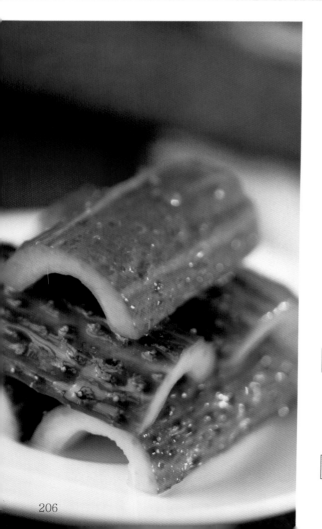

糖醋黄瓜卷
清热、解毒、止渴、利尿

材料 黄瓜 200 克，糖 10 克，芝麻油 2 毫升，醋 10 毫升

做法

1 将黄瓜洗净切段，改刀竖切成两半，用勺子刮去瓜瓤及籽，使其呈半圆筒状，即成黄瓜卷。

2 取一碗，加入糖、醋，放入黄瓜卷，拌匀，浸泡约 30 分钟。

3 再淋上芝麻油，拌匀即可。

用途

适用于治疗高血压、心脏病、脑血管等疾病，适合肥胖症、高脂血症、水肿腹胀、小便不利等患者食用。

用法 佐餐食用，酸甜清脆，但胃痛者不宜多食。

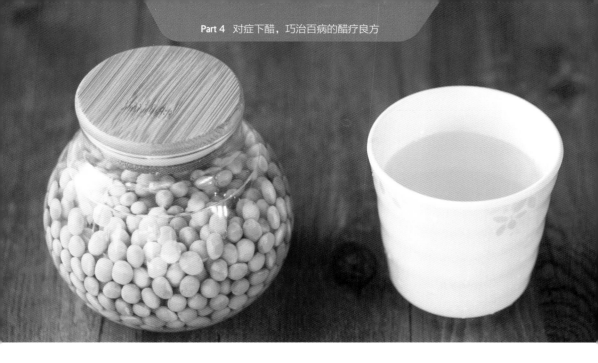

黄豆醋方

降血压、降血脂

材料 黄豆 500 克，醋适量

做法

1 锅置火上，放入洗净的黄豆，炒 20~25 分钟，不能炒焦。

2 盛出炒好的黄豆，放凉后及时装入玻璃罐中。

3 加入醋至没过黄豆，密封保存 10 天后即可取出服用。

用途

适用于治疗初期高血压、高脂血症、肥胖症等。

用法 每日早晚各食 5 ~ 6 粒，经常食用效果更好。

冰糖醋方

散瘀、降血压、降血脂

材料 冰糖 500 克，醋 100 毫升

做法

1 将冰糖装入杯中，再加入醋。

2 浸泡至冰糖溶化后即可服用。

用途

适用于治疗高血压、高脂血症。

用法 饭后服用，每次 10 克，日服 3 次。

心脏病

心脏病的主要表现有疲劳、心前区疼痛、气短、水肿、心悸等。中医认为，年老体衰、情志不遂、饮食不节、劳逸不调等因素与心脏病的发生有关。

中医将心脏病列入"心痹""胸痹""心痛""心悸""短气"等范畴，其治疗原则在于活血化瘀、理气通络、强心安神。

桂花花生醋方

活血化瘀、降血压

| **材料** | 桂花 50 克，花生米 200 克，醋 500 毫升 |

用途

适用于治疗心脏病（有心悸气短、心胸憋闷、疼痛、心烦多汗、疲倦怯寒、四肢欠温等症状）。

做法

1　将洗净的花生米和桂花放入玻璃罐中。

2　加入醋，盖上盖，浸泡 24 小时后即可取出食用。

| **用法** | 每日早晨起床后服用 10 ~ 20 粒花生米。 |

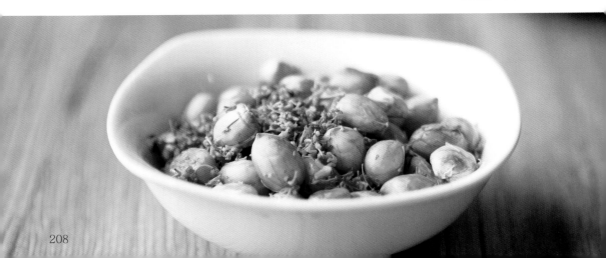

糖尿病

糖尿病的表现有多饮、多尿、多食和消瘦、疲乏无力、肥胖等。饮食不节、情志失调、劳欲过度、素体虚弱等因素均可导致糖尿病的发生。

中医将糖尿病分为：肺热津伤型，治以清热润肺、生津止渴为主；胃热炽盛型，治以清胃泻火、养阴增液为主；肾阴亏损型，治以滋阴补肾、润燥止渴为主；阴阳两虚型，治以温阳滋阴、补肾固本为主。

降血糖醋蛋方

降血糖

| **材料** | 鸡蛋 5 个，醋 400 毫升 |

做法

1 将鸡蛋打入碗中，加入 150 毫升醋，搅匀。

2 静置 36 小时后再加入 250 毫升醋，搅匀即成。

用途

适用于治疗糖尿病。

| **用法** | 每日早晚各服 15 克。 |

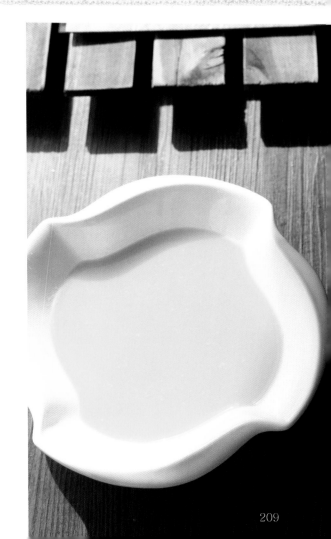

失眠

　　失眠是指睡眠不足或睡不深熟，表现有三：一是难于入睡，二是睡眠浅而易于惊醒，三是早醒后不能再入睡。引起失眠的主要原因是精神过度紧张或兴奋、心情忧郁，也可能因环境嘈杂或服用浓茶、药物等。

　　中医治疗失眠一般从这几方面入手：调和气血、平衡阴阳、养血育阴、安神镇静。

桂圆莲子酸枣仁醋方

安神催眠

材料
桂圆肉 30 克，莲子仁 30 克，酸枣仁 30 克，米醋 30 毫升

用途
适合晚间睡眠不实、心慌及心律不齐者食用。

做法

1　砂锅置于火上，放入洗净的桂圆肉、莲子仁、酸枣仁，注入 500 毫升清水。

2　煮至材料熟透，加入米醋，续煮 3 ~ 5 分钟即成。

用法　每晚服用 1 次，经常服用更有效。

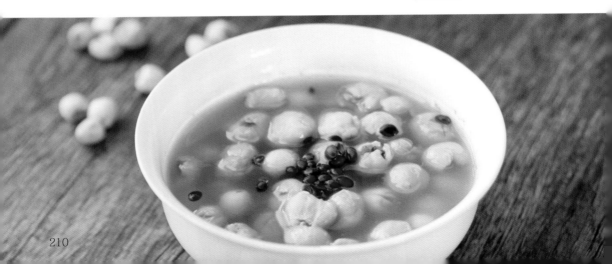

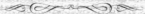

贫血

贫血属于中医里"血虚""虚劳"的范畴，以面色无华或萎黄、指甲色淡、头晕目眩、心悸失眠、疲劳乏力、手足发麻、女子月经量少或愆期等为主要表现。

中医治疗贫血的原则是行气活血、健脾助运。患者平时也可多吃补血养肝、益肾养阴、健脾润肺之物。

猪血米醋方

养血、止痢

| **材料** | 新鲜猪血 200 克，米醋 15 毫升 |

做法

1 将洗净的猪血切成小块。

2 锅置火上，放入猪血，注入适量清水，煮至熟。

3 将煮熟的猪血放凉，再加入米醋即可食用。

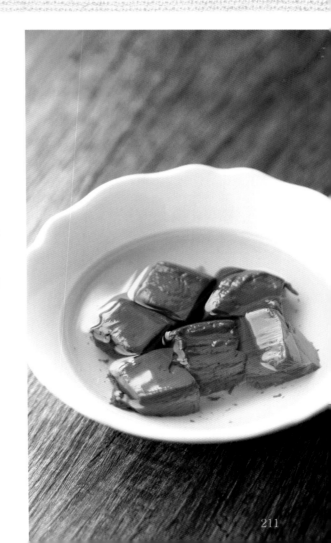

| **用途** | 适用于治疗贫血、细菌性痢疾等。 |

| **用法** | 空腹服用，每日 1 次。 |

痛经

凡在经期或经行前后，出现周期性小腹疼痛或痛引腰骶，甚至剧痛晕厥，称为"痛经"，亦称"经行腹痛"，主要病机在于邪气内伏或精血素亏，胞宫的气血运行不畅。

中医治疗痛经以通调气血为主，同时注意补肾填精、温经散寒、祛瘀止痛。

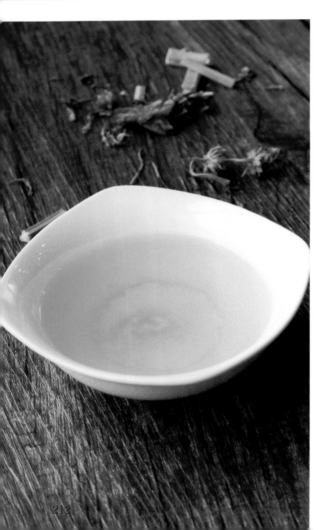

扫一扫 看视频

川芎益母草醋方

活血调经、散风止痛

| 材料 | 川芎 9 克，益母草 30 克，米醋适量 |

做法

1 药煲中放入川芎、益母草，注水煎煮，去渣取汁。

2 往煎煮好的汁液中加入 3 ~ 4 匙米醋，拌匀，趁热空腹服用。

用途

适用于治疗闭经、痛经。

用法

顿服，服用醋方 1 小时后方可进食。

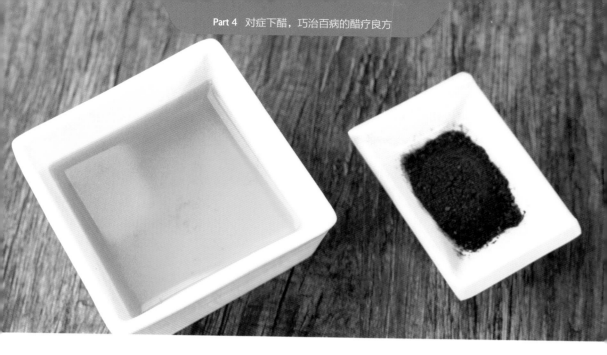

益母草砂仁醋方

行气宽中、调经活血

| 材料 | 益母草 15 克，砂仁 10 克，红糖 30 克，醋 15 毫升 |

做法

1. 锅置于火上，注入适量清水，放入益母草、砂仁，煮沸，加入红糖、醋。

2. 去渣取汁饮用即可。

用途

适用于治疗气滞血瘀所引起的痛经（有经量少、经色紫暗有块等症状）。

| 用法 | 每日 1 剂，分早晚 2 次温服。 |

大黄米醋方

泄实热、破瘀血

| 材料 | 大黄 500 克，醋 500 毫升 |

做法

1. 锅置火上，放入大黄，炒焦后淋上醋。

2. 将大黄焙松，再研磨成粉即可。

用途

适用于治疗瘀血阻滞、经行不畅、小腹疼痛、经量少、经色紫暗有块。

| 用法 | 月经来前 10 天开始服药，每次 10 克，每日 3 次。 |

盆腔炎

盆腔炎的主要症状是下腹部持续性疼痛和白带增多，急性盆腔炎在发作期常伴有发热、头痛、恶寒等，而慢性盆腔炎在发病期间常伴有腰酸、经期腹痛、经量过多等。

中医治疗盆腔炎的基本原则是活血化瘀。急性期以清热解毒或清热利湿为主，活血化瘀为辅；慢性期以行气活血或温经散寒为要，辅以清热解毒、利湿之品。

油菜籽肉桂醋方

行气、破瘀、消肿、散结

材料 油菜籽、肉桂各60克，面粉、黄酒、醋各适量

用途

适用于治疗慢性盆腔炎白带增多，亦可用于治疗产后恶露不尽。

做法

1 锅置于火上，放入油菜籽、肉桂，烘干。

2 将烘干的油菜籽、肉桂研磨成细末，装碗。

3 加入醋、面粉，调匀，制成丸子状，服用时配黄酒送下。

用法 日服2次，每次1丸，连服至痊愈为止。

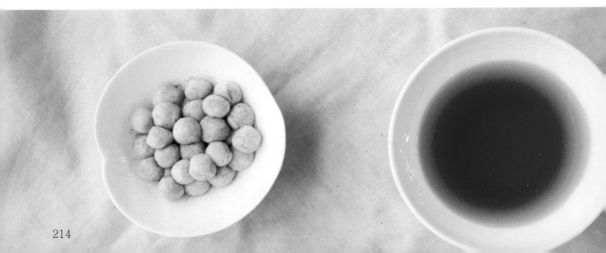